EXAMEN CRITIQUE

DE LA

DIVERGENCE DES OPINIONS ACTUELLES

EN PATHOLOGIE CUTANÉE

LEÇONS PROFESSÉES EN 1864,

Par le Docteur **BAZIN**, Médecin de l'Hôpital Saint-Louis,

RÉDIGÉES ET PUBLIÉES

Par le Docteur **LANGRONNE**, Ancien Interne des Hôpitaux

Revues et approuvées par le professeur

PARIS

ADRIEN DELAHAYE, LIBRAIRE-ÉDITEUR

PLACE DE L'ÉCOLE-DE-MÉDECINE

1866

EXAMEN CRITIQUE

DE LA

DIVERGENCE DES OPINIONS ACTUELLES

EN PATHOLOGIE CUTANÉE

Paris — Imprimerie Noquet, rue des Fossés-Saint-Jacques, 11.

EXAMEN CRITIQUE

DE LA

DIVERGENCE DES OPINIONS ACTUELLES

EN PATHOLOGIE CUTANÉE

LEÇONS PROFESSÉES EN 1864,

Par le Docteur **BAZIN**, Médecin de l'Hôpital Saint-Louis,

RÉDIGÉES ET PUBLIÉES

Par le Docteur **LANGRONNE**, Ancien Interne des Hôpitaux

Revues et approuvées par le professeur

PARIS

ADRIEN DELAHAYE, LIBRAIRE-ÉDITEUR

PLACE DE L'ÉCOLE-DE-MÉDECINE

1866

PRÉFACE

Les leçons que je soumets, aujourd'hui, à l'appréciation du public médical, ont été faites à l'hôpital Saint-Louis, en 1864 et imprimées dans la *Revue médicale* de 1865. Les deux épidémies cholériques, qui viennent de se succéder à une année d'intervalle, en interrompant mes travaux ordinaires, m'ont empêché de les colliger plus tôt sous forme de brochure. J'ai pensé d'ailleurs que le moment de les livrer à la publicité serait mieux choisi à une époque où l'attention ne serait plus détournée des études sérieuses par la fatigue et les ennuis de toute sorte, que causent aux praticiens les exigences de la clientèle en temps d'épidémie.

Dans ces leçons, j'ai eu pour but de relever les critiques de mes principaux adversaires. Aussi, me suis-je le plus souvent borné à me défendre sans attaquer les autres. Toutefois, dans les questions graves, et surtout dans celles qui intéressent les doctrines et les méthodes, il m'est arrivé de sortir de mon rôle de défenseur pour devenir agresseur à mon tour ; mais n'ayant d'autre intérêt que celui de la vérit , j'ai dans mes attaques aussi bien que dans ma défense, gardé la mesure qui convien^t

à toute discussion scientifique, ne mêlant jamais à mon argumentation de blessantes personnalités ou des insinuations malveillantes.

Comme on le verra, j'ai été dans la nécessité de répondre à des critiques portant sur des points très différents de mon enseignement :

1° Critiques sur les doctrines et la méthode;

2° Critiques sur l'arthritis et la dartre ;

3° Critiques sur les affections parasitaires.

Nos leçons sur les affections parasitaires ont fait le tour du monde et ont reçu partout l'accueil le plus favorable. Elles ont été traduites dans toutes les langues : en Allemand, en Anglais, en Italien, etc.; j'aurais pu par conséquent me dispenser de répondre aux attaques du docteur Chausit qui, seul, proteste encore, au nom de son maître M. Cazenave contre l'existence des parasites végétaux et contre le rôle qu'ils jouent dans la production des affections cutanées.

Mais, écrit plutôt pour les gens du monde que pour les médecins, le mémoire de M. Chausit renferme tant d'arguments de mauvais aloi, tant de subtilités propres à séduire les demi-savants que j'ai cru devoir, dans l'intérêt de la vérité, réduire à sa juste valeur toute cette piteuse argumentation.

De toutes les erreurs que l'on peut commettre, il n'en est pas qui nuisent plus aux progrès de la science que les erreurs de doctrines et de méthodes. Aussi, me suis je appliqué non-seulement à répondre aux objections qu'on nous a faites sur la partie de notre enseignement qui a trait aux idées générales, mais encore à mettre à nu les vices des doctrines et les imperfections des méthodes de nos adversaires. J'ai combattu les théories fausses par des arguments sans réplique : c'était le seul moyen de convertir à nos doctrines pathologiques tous ceux qu'une éducation médicale profondément viciée n'entraîne pas irrésistiblement dans le sentier de l'erreur.

Quant à nos opinions sur l'arthritis et la dartre considérées comme maladies constitutionnelles et sur les caractères distinctifs des arthritides et des herpétides, on sait qu'elles ont rencontré une vive opposition chez certains auteurs, ce qui m'a déterminé à prendre, dans les écrits de mes adversaires chaque argument en particulier, afin de le contrôler et de montrer le peu de cas qu'il fallait en faire.

Toutes les questions que soulève ce point si controversé de pathologie spéciale peuvent se réduire à deux :

1° L'arthritis et l'herpétis existent-elles comme maladies constitutionnelles ?

2° Les arthritides, les herpétides et les scrofulides forment-elles trois familles distinctes, trois groupes d'affections cutanées, ayant chacun des caractères objectifs suffisants pour les faire reconnaître au lit du malade, malgré la communauté de genres qui les traduisent sur la peau ?

Le sentiment public, bien qu'il y ait encore confusion dans les esprits entre maladie constitutionnelle et diathèse, s'est prononcé sur la première question en faveur des opinions que nous avons émises ; il n'en est peut-être pas de même de la catégorisation des dartres. Beaucoup de médecins hésitent encore à voir des groupes différents d'affections cutanées dans ces manifestations

que nous désignons sous les noms de scrofulides bénignes, arthritides et herpétides.

Mais, je le dis avec l'accent d'une conviction profonde, cette hésitation de leur part ne tient qu'à
l'ignorance des caractères objectifs des affections cutanées propres à en déceler l'origine ou la nature.

J'ai partagé les arthritides en trois sections :

PREMIÈRE SECTION. ARTHRITIDES PRIMITIVES, PRIN-
TANIÈRES, SUB-AIGUÈS ...... *érythème noueux. papulo-
tuberculeux, marginé, circiné, etc.*

DEUXIÈME SECTION. ARTHRITIDES VULGAIRES, COM-
MUNES, CIRCONSCRITES...... *acné rosée, lichen lividus,
eczéma sec, circonscrit. hidrosadénite exulcérative de la
pa.me de la main, etc.*

TROISIÈME SECTION. ARTHRITIDES MALIGNES, IRRÉ-
GULIÈRES, GÉNÉRALISÉES, PSEUDO-DARTRES..... *Eczéma
dispersé par larges placards, avec ou sans poussées bulleuses, eczéma nummulaire simulant le psoriasis herpétique, etc.*

Or, de ces trois sections il n'y a que la dernière qui
puisse faire naître quelques difficultés pour le diagnostic. Par leur dispersion sur un grand nombre de régions, par la sécrétion séro-purulente à laquelle parfois elles donnent lieu, les arthritides irrégulières peuvent en imposer pour de vraies herpétides ; mais le
mode de développement, la marche et la distribution
des placards éruptifs suffiront toujours à un médecin

judicieux et expérimenté pour l'empêcher de commettre une semblable erreur.

C'est du reste à l'exposé des caractères communs et différentiels de chacune des sections d'affections cutanées qui traduisent sur le tégument externe les évolutions successives de l'arthritis et de l'herpétis que j'ai consacré les leçons de 1865. Recueillies par M. Besnier, ces leçons paraîtront prochainement et formeront la seconde partie de l'ouvrage dont nous livrons aujourd'hui la première au jugement de nos confrères. Elles compléteront mon programme de 1864 en faisant connaître les modifications que j'ai cru devoir apporter dans le classement comparatif des arthritides et des herpétides.

Je ne puis terminer sans remercier M. le Dr Langronne du soin qu'il a mis dans la rédaction de ces leçons et de la fidélité avec laquelle il les a recueillies.

Octobre 1866.

E. BAZIN.

EXAMEN CRITIQUE

DE LA

DIVERGENCE DES OPINIONS ACTUELLES

EN PATHOLOGIE CUTANÉE.

PREMIÈRE LEÇON.

Messieurs,

De 1854 à 1862, j'ai enseigné dogmatiquement la pathologie cutanée, et, l'année dernière, je suis revenu sur les syphilides. Cette année, je me proposais de vous entretenir des arthritides et des herpétides, ainsi que des petites modifications que le temps et l'expérience m'ont engagé à introduire dans ces deux classes d'affections.

Mais, depuis quelque temps, les attaques contre mes principes de médecine générale et contre mes doctrines en pathologie cutanée s'étant multipliées et même étendues à des sujets que je croyais ne devoir plus être l'objet d'aucune contestation, j'ai résolu de consacrer les leçons de cette année à la réfutation des écrits qui ont été publiés contre moi. Je veux, une fois pour toutes, répondre à mes contradicteurs, en prenant dans chaque auteur ses principaux arguments contre mes doctrines, c'est-à-dire les phrases qui, pour moi, sont les plus choquantes, afin de les discuter et de les réfuter avec vous. D'ailleurs, comme le groupe des affections arthritiques n'a pas manqué de détracteurs, en répondant aux objections que l'on m'a faites à ce sujet je vous parlerai des modifications que j'ai été amené à admettre dans la famille des arthritides.

Dans la guerre qui nous a été faite, on n'a pas toujours été fort scrupuleux sur le choix des moyens. Nos adversaires n'ont pas toujours gardé la mesure qui convient à toute discussion scientifique sérieuse et ne nous ont épargné ni les injures, ni les dénigrements, ni les insinuations perfides ou mensongères qui sont les armes des mauvaises causes : je n'userai pas de représailles à leur égard, persuadé que la modération, la bonne foi constituent les meilleurs moyens de faire triompher la vérité.

Comme les idées générales dominent les faits particuliers, et qu'on doit avoir des notions d'ensemble avant d'aborder l'étude des détails, je suivrai le même ordre que dans mes précédentes leçons, c'est-à-dire que je commencerai par la réfutation des attaques dirigées contre mes principes de médecine générale : viendront ensuite les critiques sur les doctrines en pathologie cutanée. C'est à M. Devergie, le plus sérieux et le plus constant de mes contradicteurs, le seul qui m'ait directement attaqué sur mes principes de médecine générale, que je vais répondre aujourd'hui.

On lit dans le *Traité pratique des maladies de la peau*, de M. DEVERGIE, 3ᵉ édition, p. 686 :

« Dès la première édition de cet ouvrage, nous avons cherché à rapprocher intimement les maladies cutanées des maladies des autres tissus. Nous nous sommes attaché à les assimiler. »...

Suit un résumé de la doctrine de M. Devergie, qu'il formule ainsi :

« Les maladies de peau, communément désignées sous le nom de dartres, ne sont autres que des états morbides tout à fait identiques avec ceux des autres tissus. »

Plus loin :

« Depuis quelques années, les choses ont bien changé de physionomie. Un grand réformateur de *mots*, et par suite de *choses*, a fait de toute la pathologie un ensemble nouveau, en donnant à la *maladie*, à l'*affection*, au *symptôme* une signification que personne ne leur donne, et il faut bien ajouter, que tout le monde repousse. Puis il a rattaché toutes les maladies à cinq causes différentes : l'*herpétisme*, l'*arthritisme*, la *scrofule*, la *syphilis*, le *parasi-*

tisme. De sorte qu'aujourd'hui, il n'est pas nécessaire de poser
un diagnostic pour traiter une affection cutanée ou autre, il suffit
d'en rechercher la cause, car la cause étant connue, la thérapeutique en découle naturellement ; qu'importe qu'un malade ait
un *eczéma,* un *herpès,* un *lichen,* un *rupia* ou un *pemphigus?* la
question n'est pas là : le tout est de savoir si la cause en est *herpétique, arthritique, parasitaire,* etc., et dès lors à chaque classe
se rattachant un *agent thérapeutique,* le médecin applique cet
agent.

« Il n'est même pas nécessaire d'étudier les maladies de peau.
Il suffit que l'on constate une maladie ou une affection *à la peau;*
alors on rattache l'affection à l'une des cinq causes, et *le tour est
fait.* Ce n'est pas que M. Bazin en agisse ainsi. Loin de nous cette
pensée ; il pose parfaitement et fortement un diagnostic. Mais ce
que je viens de dire est une conséquence forcée de ses doctrines.

« Notre collègue, M. Hardy, a adopté les mêmes idées; il les
professe à l'exclusion de *l'arthritisme,* dont il n'admet pas l'existence. Seulement la *dartre de M. Hardy* n'est pas la *dartre de
M. Bazin,* comme *l'arthritis* de M. Bazin n'est pas *l'arthritis* aux
yeux de M. Hardy. Voilà les doctrines du jour. doctrines *très
heureusement homogènes* ! elles servent d'enseignement à la génération actuelle.

« Ainsi, tandis qu'Alibert s'est efforcé de chercher à établir
des groupes de maladies plus ou moins homogènes, d'en spécifier
les caractères, et de donner une forme scientifique et pratique à
tout ce que l'on désignait avant lui sous le nom banal de *dartres;*
tandis que Biett, en introduisant en France la méthode de Willan,
a cherché à faire reposer sur l'anatomie pathologique les caractères de chacune des maladies de la peau; alors qu'il s'est appliqué à rechercher si ces formes morbides ne nécessitaient pas chacune une médication spéciale, et il faut bien le dire, contrairement
aux assertions de MM. Bazin et Hardy, qui ont fait fi de Biett et
l'ont traité de Willaniste, Biett était le plus fort thérapeutiste de
son époque; c'est à lui que l'on doit les grandes médications de
notre temps : l'arsenic, la teinture de cantharides, l'aconit, etc.,
et MM. Bazin et Hardy n'y ont rien ajouté ; c'est, dis-je, lorsque
ces résultats acquis ont été étendus depuis ces grands maîtres par
leurs successeurs, que MM. Bazin et Hardy viennent ramener la
science avant son point de départ, et la conduisent pe à peu à

l'état d'enfance, d'ignorance même, où elle était plongée avant ce siècle.

« Le tout, pour avoir fait revivre des mots oubliés, qui jettent une perturbation morale dans l'esprit des malades, qui, à l'instar du mot *dartre*, primitivement employé par eux, impriment une sorte de réprobation sur l'individu malade. Aussi **M.** Bazin s'est-il bientôt aperçu de ce résultat fatal, et s'est-il empressé de remplacer la dartre par l'*herpétide*, son synonyme, comme autrefois *dartre* et *herpès* signifiaient la même chose. »

Suit une critique des diathèses sur laquelle nous reviendrons plus tard. Puis l'auteur termine son attaque sur les doctrines, en ajoutant :

« M. Baumès (de Lyon) avant MM. Bazin et Hardy, avait cherché à établir des généralisations du même genre. . . . .

« Pour lui, toutes les maladies dérivent de la fluxion dont il admet 7 espèces : 1° fluxion de cause externe; 2° fluxion réfléchie ou sympathique de la fluxion d'un autre organe primitivement malade; 3° fluxion déplacée; 4° fluxion excentrique, tenant à un trouble introduit tout à coup ou plus ou moins lentement dans le système nerveux, dans l'ensemble de l'organisation; 5° fluxion par diathèse; 6° fluxion idiopathique; 7° fluxion complexe. »

Ces phrases vont nous fournir le sujet de cette première leçon. Mais avant toute discussion, je crois devoir déclarer ici, publiquement, que dans cette polémique sur des divergences d'opinions, je mets complétement de côté la personne de M. Devergie, dont je respecte infiniment le caractère, et pour lequel j'ai toujours eu et ne cesserai jamais d'avoir la plus profonde estime.

Entrons donc immédiatement en matière et comparons un peu ma pathologie générale à celle de M. Devergie.

M. Devergie est le dermatologiste qui s'est le plus préoccupé de mes principes en pathologie générale. Je dirai plus : lui seul en a compris la véritable importance et a osé les attaquer directement.

Dans la première et la seconde édition de son ouvrage, M. Devergie regarde la pathologie générale comme un préliminaire indispensable à l'étude de la pathologie spéciale et professe qu'un médecin sans doctrines ne peut avoir qu'une thérapeutique d'empirisme et de tâtonnement. Aussi, les 170 premières pages de son traité sont-elles uniquement consacrées à la pathologie générale et à l'exposé de ses doctrines en dermatologie. Mais, dans la troisième édition il n'accorde plus à la pathologie générale la même importance et la rejette à la fin de son livre. C'est à mon avis un grand tort; c'est, permettez-moi l'expression, *mettre la charrue devant les bœufs.* Il semble que dans l'intervalle qui a séparé ces deux dernières éditions, quelque événement soit venu ébranler profondément les opinions du médecin de l'hôpital St-Louis et jeter, dans ses idées, une véritable perturbation. C'est, en effet, pendant cet espace de temps qu'ont été publiées d'une part, nos leçons sur les affections génériques de la peau, et d'autre part, la thèse inaugurale de M. Baudot, où les doctrines de notre collègue se trouvent discutées et appréciées à leur juste valeur.

Prenons acte, pour commencer, du fait singulier que je signale, quelle que soit d'ailleurs l'explication qu'on veuille bien lui donner.

M. Devergie venant dire : « Voilà ce que j'avais fait; mais « aujourd'hui les choses sont bien changées...... » il importe de rechercher avec vous ce qu'il avait fait. Or, ce qu'il avait fait se résume en cette phrase : Les maladies de la peau ne diffèrent pas des maladies des autres organes; ce qui veut dire, par les développements qu'il donne ensuite, que les dartres, par exemple, ne dépendent qu'exceptionnellement d'un état général, d'une diathèse, et que c'est dans le tempérament du sujet, sa constitution, l'hérédité, les milieux ambiants, les circonstances physiques qu'il faut en rechercher les causes.

Cette doctrine repose sur un théorème composé des quatre propositions suivantes :

« 1° La généralité des maladies de la peau, a, pour forme morbide ordinaire, l'élément inflammatoire. »

« 2° Les maladies de la peau peuvent être déterminées par toutes

les causes qui produisent les maladies des autres tissus ou organes;
causes physiques, causes morales; hérédité, climat sous lequel vit
l'individu, tempérament, constitution du sujet, âge, organisation
spéciale de la peau.....

« 3° Les maladies de la peau suivent dans leur évolution la
même marche et présentent les mêmes terminaisons que les maladies des autres organes. »

« 4° Si les formes morbides sont beaucoup plus variées dans
les maladies cutanées, c'est que le tissu de la peau est le plus
complexe de tous les tissus de l'économie. »

Ces quatre propositions ne supportent pas l'examen. Démontrer qu'elles sont fausses, c'est ruiner, du même coup, la
doctrine à laquelle elles servent de base. Or, rien n'est assurément plus facile, et il suffit d'un seul coup d'œil pour apercevoir aussitôt le peu de solidité des arguments de M. Devergie.

PREMIÈRE PROPOSITION. *La généralité des maladies de la
peau a, pour forme morbide ordinaire, l'élément inflammatoire.* Et d'abord M. Devergie ne semble pas se rendre un compte bien exact de ce qu'il faut entendre par inflammation.
S'il est vrai que dans l'érysipèle, par exemple, il y ait un élément inflammatoire incontestable, je crois que, pour être
dans le vrai, il faut renverser sa proposition, car dans la généralité des cas, cet élément n'existe pas. Mon éminent confrère
prend, pour de l'inflammation, la simple congestion et confond ainsi deux états morbides très-différents; delà son erreur
et les déductions fausses qu'il en a tirées.

Il lui suffit que dans une affection cutanée, il y ait de la rougeur et du gonflement, qu'il y ait du prurit pour déclarer un
état inflammatoire des parties. C'est ainsi qu'il voit de l'inflammation dans le psoriasis où, dit-il, la peau est rouge et
tuméfiée, dans le pityriasis où il y a du prurit et quelquefois
de la rougeur, dans le porrigo decalvans, dans l'albinisme accidentel et partiel, dans le pityriasis versicolor ! Ne sait-il
pas que l'inflammation est essentiellement caractérisée par
la stase du sang dans les capillaires et l'extravasation d'un pro-

duit nouveau, la lymphe plastique; que l'inflammation présente quatre phénomènes locaux (douleur, rougeur, tuméfaction, chaleur) qu'on devrait retrouver constamment dans un organe aussi accessible à nos sens que la peau ! Où a-t-il jamais vu ces caractères réunis dans les affections qu'il nous cite? Certes je pourrais, à bon droit, renvoyer à M. Devergie le reproche qu'il me fait de tout confondre. Plus loin il ajoute :

« Certes, si vous prenez ces formes morbides, quand elles datent de plusieurs mois, de plusieurs années, vous n'observerez plus les phénomènes de l'inflammation ; mais il nous suffit de constater qu'il est une période d'invasion de la maladie, où cette période inflammatoire a existé, pour que nous n'isolions pas ces maladies des autres. »

Quoi ! parce qu'une affection de peau aura présenté pendant une très minime partie de sa durée un élément inflammatoire, (et nous venons de voir ce que M. Devergie entend par là), on devra se déclarer satisfait et rapprocher cette affection des inflammations des autres organes, sans tenir aucun compte des autres caractères plus importants qui lui donnent un cachet spécial.

D'ailleurs, nous ferons remarquer que l'élément inflammatoire n'est pas une maladie, comme le croit M. Devergie; c'est un mode pathogénique, et qui n'est pas plus ordinaire dans les affections de la peau que la simple congestion ou la fluxion, que les vices de sécrétion qui sont aussi des modes pathogéniques.

Cette proposition est inadmissible.

Deuxième proposition. *Les maladies de la peau peuvent être déterminées par toutes les causes qui produisent les maladies des autres tissus ou organes : causes physiques, causes morales, hérédité, etc.*

Evidemment, il y a là confusion entre la cause efficiente et les causes prédisposantes et occasionnelles. De toutes les causes énumérées par M. Devergie il n'en est pas une seule qui soit capable de produire ou d'expliquer la maladie. Comment admettre, par exemple, qu'une émotion morale puisse engendrer un psoriasis ou toute autre affection du même ordre? A ce compte, rien n'égalerait à coup sûr la fréquence du psoriasis, car il est peu de causes qu'on retrouve plus souvent en pathologie que les causes morales. Qui ne voit, enfin, que la cause morale n'agit, dans ce cas, qu'à la manière d'un stimulant morbide pour éveiller la cause interne ou la prédisposition latente.

TROISIÈME PROPOSITION. *Les maladies de la peau suivent dans leur évolution la même marche et présentent les mêmes terminaisons que les maladies des autres organes.*

Mais les dartres sont lentes dans leur marche; elles récidivent opiniâtrément.... Savez-vous comment M. Devergie explique ces conditions exceptionnelles? par le contact de l'air sur la peau! par sa mobilité sur les parties sous-jacentes, par le frottement continuel des vêtements, mais alors pourquoi tant de différences entre les affections de cause externe et celles de cause interne? Pourquoi les unes guérissent-elles par le simple repos et dans un temps fort court, tandis que les autres se perpétuent presque indéfiniment, malgré les traitements les mieux dirigés? Et cependant la situation de la peau reste la même dans tous les cas; les mêmes influences extérieures viennent agir incessamment sur elle. Il y a donc autre chose que n'a pas vu M. Devergie.

QUATRIÈME PROPOSITION. *Si les formes morbides sont beaucoup plus variées dans les maladies cutanées, c'est que le tissu de la peau est le plus complexe de tous les tissus de l'économie.*

Cette proposition repose tout entière sur une erreur anatomique des plus évidentes.

Certes, la peau offre une organisation très-complexe; mais l'estomac, le foie, les reins, ne lui cèdent nullement sous ce rapport. On trouve dans ces organes des éléments extrêmement divers : un parenchyme, de l'épithélium, des glandes, des artères, des veines, des vaisseaux lymphatiques, des nerfs, du tissu conjonctif, et si l'on pouvait tenir compte de chaque circonstance anatomique (forme de vascularisation, hypertrophie, produits sécrétés, etc.), on aurait tout autant de variétés dans les maladies de l'estomac, du foie, des reins que dans les affections de la peau où toutes ces circonstances anatomiques sont des caractères objectifs accessibles à nos moyens d'investigation. C'est en effet ce qui est arrivé pour l'œil dont l'exploration est devenue si facile depuis l'emploi de l'ophthalmoscope, et il suffit d'ouvrir les traités d'ophthalmologie pour se convaincre de l'infinie variété qui existe dans les maladies des yeux.

Voilà donc ce que M. Devergie avait fait et ce-qu'il résume en cette phrase : « Les maladies de la peau, désignées com-« munément sous le nom de dartres, ne sont autres que des « états morbides tout-à-fait identiques avec ceux des autres « tissus. »

Mais ces propositions de M. Devergie, dont nous venons d'établir le peu de fondement, avaient pour but de démontrer :

1° Que la pathologie cutanée doit rentrer dans la pathologie commune ;

2° Que les maladies de la peau ne doivent pas former une catégorie à part, isolée du reste de la pathologie.

Or, si les prémisses sont fausses, interprétées d'une certaine façon, les conséquences sont vraies.

Je suis d'accord avec M. Devergie, quand il dit que la pathologie cutanée doit rentrer dans la pathologie générale. Je suis d'accord avec lui lorsqu'il dit que les maladies de la peau ne doivent pas former une catégorie à part, isolée du reste de la pathologie.

Tous deux, nous nous sommes proposé de rattacher à la pathologie commune les dermatoses qui en avaient été séparées par les doctrines Willaniques et Alibertistes et de les replacer sur le cadre nosographique.

Mais, cette bonne pensée est comprise d'une manière bien différente par M. Devergie et par moi. Suivant mon honorable adversaire, les maladies de la peau sont identiques aux autres, parce qu'elles sont, comme ces dernières, des phlegmasies : elles doivent leur être assimilées parce qu'elles ont les mêmes causes, la même marche, les mêmes terminaisons. On tire de là cette conséquence qu'il n'y a qu'une seule maladie, quant à la nature, la phlegmasie et des variétés suivant le siége : phlegmasies de la peau, du foie, de l'estomac, etc., variétés encore selon que tel ou tel élément constitutif de la peau est atteint ; comme déduction logique qu'un seul traitement, le traitement antiphlogistique, doit être mis en usage pour toutes les maladies. Mais M. Devergie n'est pas systématique, et, sans donner autrement ses raisons, il ne veut des antiphlogistiques que pour le début des dartres, comme si elles n'étaient pas, selon lui, des phlegmasies à la fin aussi bien qu'au début. Vous voyez, Messieurs, que, quoi qu'il en dise, M. Devergie est en principe plus Broussaisien que Broussais lui-même.

Oui, dirons-nous, les maladies de la peau doivent être rattachées à la pathologie commune parce qu'elles ne sont que des affections qui, comme celles des systèmes musculaire, nerveux, digestif. etc., procèdent souvent d'un même état morbide qui est la maladie ou la source commune de ces affections simultanées ou successives de la peau, des muscles, des nerfs, du foie, de l'estomac, du cerveau. Je n'assimile point les maladies de la peau à celles des autres systèmes : les identifier serait absurde ; mais je les fais dépendre les unes et les autres d'un même principe : l'état morbide de l'individu ou la maladie.

M. Devergie ne fait que rapprocher les maladies de la peau des autres maladies ; il leur laisse leur indépendance, leur autonomie, tandis que moi je les associe les unes aux autres, sous le nom d'affections, pour constituer la maladie constitutionnelle, assignant à chaque groupe la place qu'il doit occuper dans l'évolution de cette maladie.

Un exemple vous fera mieux saisir ma pensée : un scrofuleux a été successivement atteint de kératite, de lupus, de tubercules pulmonaires : voilà trois affections successives qui, pour M. Devergie seront trois maladies différentes, tandis que pour moi elles ne feront que marquer trois termes d'une seule et même unité pathologique, la scrofule.

Vous savez maintenant ce que M. Devergie avait fait : un simple rapprochement, déduit d'une fausse doctrine, des maladies de la peau et de celles des autres organes.

Revenons à ses attaques.

Je vais analyser avec vous le long extrait de son ouvrage que je vous ai lu au commencement de cette leçon.

Et d'abord vous avez pu remarquer que l'on ne ménageait pas les expressions.

« Il n'est pas même nécessaire d'étudier les maladies de la « peau. Il suffit que l'on constate une maladie ou une affection « à la peau, alors on rattache l'affection à l'une des cinq causes, et *le tour est fait ! ! !*

On m'accuse presque de prestidigitation et d'escamotage ; il est vrai que l'on ajoute un léger correctif, en daignant accorder quelque valeur à mes diagnostics. C'est vraiment fort heureux !

Que me reproche donc tant M. Devergie ?

D'être « *un grand réformateur de mots* » mais où sont donc les mots que j'ai réformés ? je l'avoue, j'ai donné au mot *teigne* par lequel Alibert désignait les maladies les plus diverses du cuir chevelu, une signification plus précise, plus en harmonie avec les progrès de la science, en appliquant exclusivement cette dénomination aux affections parasitaires des poils. Méritai-je pour cela l'expression dédaigneuse de notre honorable confrère ? le public médical a répondu suffisamment en acceptant ma définition.

Si j'ai réhabilité le mot *hydroa* en lui donnant un sens précis, qu'il était loin d'avoir dans les œuvres de Joseph Frank, je pense qu'on ne saurait non plus m'en blâmer. Il y avait, dans la science une confusion regrettable sur *l'herpès iris*. La description que MM. Gibert et Cazenave donnent de cette affection montre qu'ils entendent par là une variété d'herpès circiné, caractérisée par l'existence d'un cercle herpétique, autour duquel s'en développe un second et quelquefois un troisième. Ces divers groupes concentriques peuvent offrir des nuances variées, dues à l'évolution successive de ces divers cercles. Cette affection est purement parasitaire. Elle ne doit pas, par conséquent être confondue avec l'herpès iris de Bateman, qui pour moi est une affection arthritique et présente des caractères bien distincts. Dans mes leçons sur les affections génériques de la peau, j'ai insisté sur les différences capitales de ces deux affections. Permettez-moi de vous les rappeler succinctement.

L'herpès iris de Bateman est un herpès à grosses vésicules; ces dernières sont presque imperceptibles dans l'herpès iris parasitaire. Dans l'un, il y a souvent des prodromes; la marche est rapide; l'affection occupe toujours les pieds, les mains, les genoux, la muqueuse buccale, et présente des plaques plus nombreuses que dans l'herpès iris parasitaire, mais ne dépassant pas la largeur d'une pièce de un franc, si ce n'est dans quelques cas exceptionnels, comme sur le malade du n° 60 du Pavillon Saint-Mathieu. Enfin si l'on observe l'évolution, on voit que la plaque est continue, qu'elle est d'abord formée par une vésicule, qui se déprime et présente une croûte centrale, s'entoure d'un premier cercle blanchâtre, formé par de l'épiderme macéré, puis d'un deuxième, qui n'est qu'une aréole inflammatoire. En dehors, a lieu une seconde poussée de vésicules pressées les unes contre les autres, de manière à former un bourrelet circonférentiel, s'entourant également d'une aréole inflammatoire. L'affection guérit par les alcalins quand elle est successive et chronique, et par la seule expectation quand elle est aiguë et pseudo-exanthématique. Dans l'autre, au contraire, on ne voit rien de tout cela. La durée est longue; l'affection peut siéger sur tous les points du corps. Elle est accompagnée de légères démangeaisons et non de picotements. Elle est presque toujours suivie de furfuration (pityriasis alba) et de sycosis, quand la région est velue. Elle disparaît par l'épilation et les parasiticides. De plus, les caractères objectifs ne sont pas les mêmes : les plaques sont moins saillantes, les nuances moins tranchées. Le centre de la plaque est le plus souvent vide, quelquefois occupé par un groupe de très-petites vésicules ou par les squames qui les remplacent. Les anneaux concentriques sont rouges, érythémateux, vésiculeux ou squameux, séparés les uns des autres par des groupes vésiculeux. Voilà, certes, deux affections bien distinctes. Pourquoi donc, leur donnerait-on le même nom ?

De même encore, si j'ai réhabilité les mots *cnidosis* et *pompholyx*, que j'applique à l'urticaire et au pemphigus chroniques, cela tient à ce que, pour moi et pour tous ceux qui ont bien observé les faits, l'urticaire et le pemphigus diffèrent essentiellement à l'état aigu et à l'état chronique :

Dans le premier cas, on a affaire à des pseudo-exanthèmes (fièvres ortiée et bulleuse), c'est-à-dire à des affections précédées de prodromes, fébriles, ayant une courte durée, disparaissant sans traitement et n'ayant aucun retentissement fâcheux sur l'économie.

Dans le deuxième cas, il s'agit d'affections, toujours longues, tenaces, difficiles à guérir. L'urticaire chronique résiste souvent aux médications les plus rationnelles. Le pemphigus chronique est très souvent mortel.

Ai-je fait de toute la pathologie « un ensemble nouveau, en « donnant à la *maladie*, à *l'affection*, au *symptôme*, une significa- « tion que personne ne leur donne, et, il faut bien ajouter, que « tout le monde repousse ? »

Une chose m'étonne, c'est que M. Devergie, qui m'attaque sur le sens que je donne aux mots maladie, affection, symptôme, et qui a souvent l'occasion d'employer les mêmes mots, n'ait pas daigné nous en donner une définition dans son ouvrage. Après un reproche aussi nettement formulé que celui que vous venez d'entendre, vous pourriez vous attendre à voir mon honorable collègue exposer les raisons qui lui font rejeter ma définition. Il en donne une seule, c'est que tout le monde la repousse. Vous me permettrez, Messieurs, de ne pas trouver cette raison aussi péremptoire que M. Devergie. D'abord, il n'est pas juste de dire que tout le monde repousse ma définition ; un grand nombre de médecins l'ont adoptée. Ensuite, en admettant comme parfaitement fondée l'assertion de M. Devergie, est-ce que tout le monde ne peut pas avoir tort ? Avant Galilée, tout le monde admettait la rotation du soleil autour de la terre immobile. Est-ce à dire pour cela que Galilée avait tort de soutenir le contraire ?

Voyons un peu les différentes manières de considérer la maladie qui ont cours dans la science.

Admettrons-nous la doctrine organique, galénique, dans laquelle les maladies ne sont que des lésions d'organes? Evidemment non. Il n'est pas vrai que la maladie ne soit qu'une lésion d'organes ; car, malgré les progrès de l'anatomie pathologique, on connaît beaucoup de maladies sans lésions.

Dire avec d'autres que la maladie est un désordre notable des fonctions, c'est la confondre avec le symptôme. Les hippocratistes anciens et modernes qui ont assimilé la maladie à une fonction, ont confondu la pathologie et la physiologie.

Pouvons-nous trouver dans la lésion et le trouble de la fonction réunis les éléments nécessaires pour définir la maladie? Pas davantage ; nous supprimons ainsi le moyen terme, qui rend compte des rapports entre les lésions et les symptômes dont les disproportions ne s'expliquent que par l'intervention de la maladie.

Pour moi, la maladie est un état accidentel et contre nature de l'homme, qui produit et développe un ensemble de désordres fonctionnels et organiques, isolés ou réunis, simultanés ou successifs.

L'affection, c'est l'état morbide d'une partie du corps comprenant l'ensemble des lésions et des troubles fonctionnels qui reconnaissent pour cause la maladie.

Le symptôme est une modification morbide de l'action organique, de la fonction, ou un changement perceptible aux sens dans les qualités physiques de l'organe ou des matières excrétées.

Quoi de plus simple, et en même temps quoi de plus vrai que ces définitions? Elles donnent en quelques mots une idée aussi complète et aussi juste que possible des mots maladie, affection, symptôme.

« Puis il a rattaché toutes les maladies à cinq causes diffé-
« rentes : *l'herpétisme, l'arthritisme, la scrofule, la syphilis* et
« le *parasitisme.* »

M. Devergie confond la maladie avec la cause. L'herpétisme, l'arthritisme, la scrofule, la syphilis et le parasitisme ne sont pas des causes; ce sont tout autant de maladies.

Quant aux *affections*, je les ai partagées en deux classes, conformément à la division des maladies.

Affections de cause externe.

Affections de cause interne.

Dans les premières, j'ai établi des subdivisions suivant le mode d'action de la cause externe.

J'ai eu ainsi une première section d'affections déterminées par une cause physique ou mécanique (action des instruments vulnérants, morsures d'animaux non venimeux, action de la chaleur, du froid, de l'électricité, de la pression lente).

Et une deuxième section d'affections provoquées soit directes (circumfusa et applicata, contact de substances irritantes, inoculation de substances putrides, vénéneuses, virulentes; produits d'une sécrétion normale ou anormale agissant comme corps étranger, parasites), soit indirectes ou pathogénétiques (aliments, poisons et médicaments).

Quant aux affections de cause interne, je les ai divisées en huit sections :

1° Affections pestilentielles ;

2° Fébriles ;

3° Exanthématiques ;

4° Pseudo exanthématiques ;

5° Phlegmasiques ;

6° Hémorrhagiques ;

7° Symptomatiques d'une) arthritis, herpétisme, scrofule, maladie constitutionnelle)   syphilis, lèpre.

8° Symptomatiques de diathèses } à produits inflammatoires,
— homœomorphes,
— hétéromorphes.

Pour chaque maladie, j'admets une prédisposition ou cause interne. N'y a t-il pas là plus de cinq causes ?

« De sorte qu'aujourd'hui il n'est pas nécessaire de poser un diagnostic pour traiter une affection cutanée ou autre; il suffit d'en rechercher la cause, car, la cause connue, la thérapeutique en découle. »

C'est toujours la même idée, M. Devergie confond la cause instrumentale avec la cause interne, la maladie avec l'affection. Il a bien mal compris mes doctrines, s'il en a tiré la conséquence qu'il n'est pas nécessaire de poser le diagnostic de l'affection, puisque je reconnais, au contraire, que cela a une grande importance. Je suppose, par exemple, que j'aie à traiter un malade atteint d'eczéma. En l'interrogeant, j'apprends que son affection est survenue à la suite d'un refroidissement. Je connais donc la cause occasionnelle. Mais est-ce que cela suffit? Pourrai-je traiter mon malade sur cette simple donnée? Évidemment non. Il faut que je complète mon diagnostic, car je sais que l'eczéma peut être rapporté à la dartre, à l'arthritis, à la scrofule, au traumatisme, et c'est seulement quand je connaîtrai la nature de l'affection, que je pourrai commencer un traitement rationnel.

« Qu'importe qu'un malade ait un eczéma, un herpès, un lichen, un rupia ou un pemphigus, la question n'est pas là : le tout est de savoir si la cause en est herpétique, arthritique, parasitaire, etc., et dès lors, à chaque classe se rattachant un agent thérapeutique, le médecin applique cet agent. »

Ici M. Devergie complète sa pensée; il confond le genre avec la nature.

Dans la doctrine de M. Devergie, un seul problème se présente, c'est le diagnostic du genre : on cherche si le malade a un eczéma, un herpès, un lichen. . . . Les antécédents du malade, les rapports des affections entre elles, la similitude du traitement général pour plusieurs d'entre elles ne sont rien pour mon savant collègue. Il suffit de savoir que le malade a un herpès ou un rupia ; sur ce diagnostic repose toute la thérapeutique.

Dans ma doctrine, il y a toujours trois problèmes à résoudre : On doit rechercher :

La lésion élémentaire ;

L'affection générique ;

La nature de l'affection ;

Quoi qu'en dise M. Devergie, le diagnostic de la nature de l'affection est le plus important, et quelquefois le seul possible : qui ne sait que, dans les syphilides, il est souvent difficile de dire quelle est la lésion élémentaire primitive ? Du reste, a-t-on besoin de le savoir pour rattacher l'affection à la syphilis ? Nullement, on a assez d'éléments de diagnostic dans les antécédents, la forme, la couleur, le siége, la marche de l'éruption. Toutes les syphilides d'une même époque guérissent par le même traitement.

Qu'importe alors de savoir si l'on a eu affaire à une papule, à une vésicule, à une pustule......?

Dans la scrofule, l'arthritis, l'herpétisme, c'est la même chose. Les affections de même nature présentent des caractères communs qui permettent de les rattacher à la maladie dont elles émanent; cependant le diagnostic de la lésion élémentaire est alors plus important que dans la syphilis, et, quoi qu'en dise M. Devergie, je fais une très juste appréciation de son importance. J'en tire même des conséquences pour le traitement local. (Conspersion de poudres desséchantes et astringentes dans les affections vésiculeuses, bulleuses ; application d'huile de cade dans les affections squameuses).

Il en est de même pour le genre. Quand je vois un malade atteint depuis plusieurs années d'un sycosis rebelle, avant de chercher si l'affection est parasitaire ou arthritique, j'ai une indication locale pressante à remplir. Je fais d'abord épiler mon malade. Pourquoi ? parceque dans les sycosis anciens, de quelque nature qu'ils soient, l'affection est entretenue par l'irritation que produisent sur les follicules pileux les poils ou

2

débris de poils altérés qui font l'effet d'épines enfoncées dans la peau. Par l'épilation je fais cesser cet état de choses. C'est alors seulement qu'il est important de reconnaître la nature du sycosis, car il se présente une autre indication, c'est d'empêcher que le poil ne repousse altéré. Si l'altération dépend de la présence de champignons, il suffira de tuer ces végétaux par des lotions parasiticides. Si, au contraire, on juge le sycosis arthritique, (je vous ai donné les caractères différentiels des différentes espèces de sycosis dans mes leçons sur les affections génériques), on attaquera la maladie constitutionnelle par les alcalins.

De même quand un malade se présente avec un lichen, on peut, avec avantage, faire disparaître l'affection locale par des applications réitérées d'huile de cade. Ensuite on empêche l'affection de récidiver, en prescrivant un traitement général approprié à la maladie constitutionnelle qui a produit le lichen.

Vous voyez donc bien que mes doctrines sont tout autres que ne le dit M. Devergie et que, pour moi, l'état local est apprécié à sa juste valeur.

« Il n'est même pas nécessaire d'étudier les maladies de la peau. Il suffit que l'on constate une maladie ou une affection à la peau; alors on rattache l'affection à l'une des cinq causes, et le tour est fait. »

C'est toujours la même insinuation : faire croire que la maladie est la cause. On dirait que c'est par simple fantaisie, par pur caprice que je déclare une affection arthritique ou dartreuse. C'est une grande erreur.

Dans tout ce que j'ai dit à ce sujet, je n'ai jamais procédé par l'hypothèse, mais toujours par l'observation. Ce sont les nombreux faits que j'ai vus qui m'ont appris le déroulement des maladies constitutionnelles, les rapports des affections entre elles, leur évolution toujours la même, leur ordre de succession, et enfin les caractères objectifs qui font qu'elles portent, pour ainsi dire, l'empreinte de la maladie qui les produit.

Mais M. Devergie se sent très mal à l'aise sur ce terrain,

et au lieu de continuer à attaquer mes doctrines seules, il revient à son ancien système qui consiste à m'associer MM. Hardy et Baumès, et à faire peser sur moi les vices des doctrines des autres. Je ne saurais trop protester contre cette manière de faire de la critique scientifique.

Voici le passage de M. Devergie.

« Notre collègue M. Hardy a adopté les mêmes idées; il les professe, à l'exclusion de l'arthritisme, dont il n'admet pas l'existence. Seulement la *dartre de M. Hardy* n'est pas la *dartre de M. Bazin,* comme l'*arthritis* de M. Bazin n'est pas *l'arthritis* aux yeux de M. Hardy. Voilà les doctrines du jour, doctrines très-heureusement homogènes! Elles servent d'enseignement à la génération actuelle! »

« Ainsi, tandis qu'Alibert s'est efforcé de chercher à établir des groupes de maladies plus ou moins homogènes, d'en spécifier les caractères et de donner une forme scientifique et pratique à tout ce que l'on désignait avant lui sous le nom banal de dartres; tandis que Biett, en introduisant en France la méthode de Willan, a cherché à faire reposer sur l'anatomie pathologique les caractères de chacune des maladies de la peau; alors qu'il s'est appliqué à rechercher si ces formes morbides ne nécessitaient pas chacune une médication spéciale, et il faut bien le dire, contrairement aux assertions de MM. Bazin et Hardy qui ont fait fi de Biett et l'ont traité de Willaniste, Biett était le plus fort thérapeutiste de son époque; c'est à lui que l'on doit les grandes médications de notre temps : l'arsenic, la teinture de cantharides, l'aconit.., et MM. Bazin et Hardy n'y ont rien ajouté; c'est, dis-je, lorsque ces résultats acquis ont été étendus depuis ces grands maîtres par leurs successeurs, que MM. Bazin et Hardy viennent ramener la science à son point de départ et la conduisent peu à peu à l'état d'enfance et d'ignorance même où elle était plongée avant ce siècle. Le tout pour avoir fait revivre les mots oubliés, qui jettent une perturbation morale dans l'esprit des malades, qui, à l'instar du mot dartre primitivement employé par eux, impriment une sorte de réprobation sur l'individu malade. Aussi M. Bazin s'est-il bientôt aperçu de ce résultat fatal et s'est-il empressé de remplacer la dartre par l'*herpétide,* son synonyme, comme autrefois dartre et herpès signifiaient la même chose... »

« M. Baumès de Lyon, avant MM. Bazin et Hardy avaient cherché à établir des généralisations du même genre.... Pour lui, toutes les maladies dérivent de la fluxion.... . »

Qu'ont de commun mes doctrines avec celles de M. Baumès, qui est organicien, et par conséquent se sépare de moi
dès le principe, qui confond l'affection et la maladie, et groupe
les affections cutanées d'après un mode pathogénique variable, la fluxion ?

Quant à M. Hardy, de grandes différences d'opinions le sé-
parent de moi. Et d'abord M. Devergie se contredit en disant :
« La dartre de M. Hardy n'est pas la dartre de M. Bazin. » Il
est bien évident alors que M. Hardy n'a pas adopté les idées
de M. Bazin et ne peut les professer.

S'il est vrai que M. Hardy a admis mon traitement de la
gale et l'a rendu plus rapide, mais moins sûr en rapprochant
les frictions insecticides; s'il est vrai qu'il partage mes idées sur
les maladies parasitaires et sur le traitement de la teigne, il
est juste de dire que là s'arrête l'analogie entre nos doctrines.
Tout cela n'est qu'un très petit coin du tableau, et, pour les
affections de cause interne, il y a entre nous des divergences
capitales, comme vous le verrez dans une des leçons suivantes. Je ne vois donc pas de quel droit M. Devergie associe
toujours, dans son argumentation, deux doctrines aussi différentes.

M. Devergie se contredit encore en m'accusant d'avoir
réhabilité le mot dartre et en disant plus loin que je l'ai remplacé par le mot *herpétide*. Si je n'emploie pas le mot dartre,
ce n'est pas, comme dit M. Devergie, parcequ'il entraîne une
flétrissure morale des individus et des familles et porte la
désolation dans leur cœur. A ce compte, j'aurais encore bien
des mots à changer et avec plus d'apparence de raison, comme
par exemple les mots *scrofule*, *syphilis*, que l'on emploie journellement au lit des malades, et qui, à mon avis, sont bien plus
terribles et mieux compris. J'avais une raison plus sérieuse,
c'est que le mot dartre me semblait très vague et en le remplaçant par *herpétisme* pour la maladie constitutionnelle et

par *herpétides* pour les affections cutanées (mots que M. Devergie veut bien trouver gracieux), j'ai cru que l'on avait immédiatement une idée plus nette des objets à désigner, surtout si on les compare aux termes syphilis et syphilides.

Glissons sur cette magnifique épopée et sur les phrases à effet où mon savant collègue me reproche d'être ingrat envers Biett et de l'avoir traité de Willaniste. Que M. Devergie le sache bien, je me glorifie d'être Willaniste, parceque je trouve que Willan, en fondant les ordres et les genres des affections cutanées sur la lésion élémentaire et les caractères constants qu'elle présente à sa période d'état, a rendu un immense service à la dermatologie. Mais pour moi la connaissance de la lésion élémentaire et de l'affection générique n'est pas tout; il faut y joindre celle de la nature des affections.

Que dirai-je de ce reproche si dur, de ramener la science à l'état d'enfance et d'ignorance où elle était plongée avant ce siècle? je le repousse formellement, parceque :

1° J'ai admis le progrès réalisé par Willan; j'ai adopté en grande partie ses formes élémentaires pour établir les genres qu'il importe de connaître dans toutes les phases de leur évolution; je les ai complétées en y ajoutant le furoncle, l'hypertrophie crypteuse, le godet favique, les tumeurs du mycosis fongoides qu'elles ne comprenaient pas.

2° Parceque M. Hardy et moi, nous nous sommes occupés de la solution d'un problème important et difficile, la nature de l'affection, problème qu'avant nous on ne posait même pas.

Quand M. Devergie vient nous dire : « Voilà les doctrines du jour *très-heureusement homogènes*! Elles servent d'enseignement à la génération actuelle, » je réponds à M. Devergie : Quand, il y a quinze ans, vous étiez à la tête de l'enseignement de la pathologie cutanée, pensez vous que vos doctrines étaient plus homogènes avec celles des autres médecins de Saint-Louis?

La classification que vous donnez, est-elle homogène?

Une bonne classification repose sur un principe unique. La

vôtre repose sur des principes essentiellement différents.
Vous classez les affections cutanées tantôt d'après l'identité de cause et de traitement, tantôt d'après la forme
morbide, tantôt d'après le produit morbide et l'accident morbide, tantôt d'après l'origine climatérique. Peut-on trouver
une classification plus dissonante?

Les formes cliniques admises par M. Devergie ne sont pas
plus homogènes. C'est lui qui est l'inventeur des formes
composées (herpès rupiforme, psoriasiforme, pemphigoide;
impetigo ecthymatiforme, sycosiforme) et autres monstruo-
sités pathologiques que l'on ne trouve, heureusement pour les
malades, que dans l'ouvrage de M. Devergie.

Parlerai-je de l'homogénéité de sa thérapeutique ?

Qui de vous, Messieurs, n'a entendu parler de ce fameux
sirop composé où le fer, l'iode, le potassium, l'arsenic et le
mercure se donnent rendez-vous dans la même bouteille et
avec lequel M. Devergie semble se dire : La nature plus habile
que moi saura bien choisir ce qui lui convient.

De tout ce qui précède, je crois être en droit de conclure :

1° Que la doctrine de M. Devergie est radicalement fausse;

2° Qu'il fallait en proposer une autre qui fût plus en rapport
avec les progrès de la dermatologie.

3° Que les attaques dirigées contre mes doctrines par M. Devergie, dans la dernière édition de son ouvrage, n'ont aucune
valeur et ne sauraient entraîner la conviction dans les esprits
qui considèrent les choses avec impartialité et sans prévention.

DEUXIÈME LEÇON.

Messieurs,

On lit, dans le programme du cours de Pathologie interne fait à la Faculté de médecine de Paris, par M. Monneret, les phrases suivantes :

On a dit que les dermatoses scrofuleuses n'excitaient pas de démangeaisons, ce qui est faux (?) ainsi qu'il est aisé de s'en convaincre dans le prurigo des vieillards (2me année, page 143).

Vous entendez, Messieurs, DANS LE PRURIGO DES VIEILLARDS ! *Ab uno disce omnes.*

Et plus loin pag. 147, à l'article *Historique et bibliographie* :

« Bazin, *Leçons sur la scrofule*, in-8°. 1861. Rien de nouveau dans ce livre. »

A propos de la diathèse dartreuse (pag. 169) :

« *Caractères des dartres de la peau.* — Incertitude complète à ce sujet. — Les prétendus caractères assignés aux dartres nullement fondés. — Les livres récents sont pleins d'assertions; rien de plus !..... »

Au sujet du rhumatisme (pag. 129).

« Les caractères tirés du siége et de la forme des éruptions rhumatismales sont fort incertains. On les a réunis aux éruptions goutteuses, mais à tort ; nous admettons qu'elles sont distinctes des rhumatismales. Rien dans les signes qui les fasse reconnaître, quoi qu'en aient dit M. Bazin et d'autres. »

A l'article goutte (pag. 137).

« *Goutte de la peau.* — On a inventé un mot nouveau dans ces derniers temps (arthritide). La chose est très ancienne ; le mot est mauvais ; il confond deux maladies très distinctes en une seule —

Les maladies cutanées goutteuses n'ont rien qui puisse les différencier des autres, si ce n'est leur origine. — Caractères spécifiques assignés à tort par M. Bazin à ces maladies ; pas un seul de réel ; on ne peut faire une pathologie cutanée à part avec les maladies goutteuses de la peau ; toutes s'y retrouvent de même que dans les autres diathèses. »

A l'article *Maladies de la peau* (3ᵐᵉ année, pag. 115).

« Sont-ils (les parasites) cause ou effet de la maladie ? Il leur faut un terrain approprié ; il est possible qu'ils ne soient que l'effet, mais ils deviennent, à leur tour, cause de toutes sortes d'accidents et pénètrent dans les bulbes et les follicules. »

Ainsi, pour M. Monneret, aucun progrès n'a été réalisé en dermatologie depuis quinze ans.

Voulez-vous savoir où M. Monneret place le progrès ? c'est dans le programme. Ecoutez-le :

« Le jour où chacune des sciences qui constituent la médecine sera complétement exposée dans un programme, un immense progrès sera réalisé, marquera l'enseignement et facilitera les études. »

Je suis de son avis, et je pense même que ce sera un progrès non seulement dans l'enseignement, mais encore dans la science.

Cependant M. Monneret a des scrupules ; il doute, il a quelques craintes ; il se demande ingénûment si la faiblesse des élèves ne doit pas lui être imputée.

Après avoir lu attentivement le programme du cours de pathologie interne et quatre gros volumes de pathologie dite générale, je déclare que les œuvres de M. Monneret justifient ses craintes.

Mais il n'entre pas dans le plan de ces leçons d'attaquer les ouvrages de M. Monneret, et, puisque ce sont les résultats de mes propres recherches qui font le sujet de la contestation, je dois me borner à me défendre.

Laissant momentanément de côté les attaques de M. Monneret sur les affections cutanées dartreuses, arthritiques et parasitaires, dont il sera parlé prochainement, je consa-

crerai la leçon d'aujourd'hui à celles qui concernent la scrofule et j'espère vous démontrer :

1° Que l'expression diathèse scrofuleuse est mauvaise,
parce que la scrofule est une maladie constitutionnelle et non
une diathèse; que la théorie de M. Monneret sur les diathèses est une théorie fausse qui ne diffère en aucune façon
de celle des localisateurs absolus.

2° Qu'on ne peut sans injustice affirmer que les leçons de
M. Bazin sur la scrofule ne renferment rien de nouveau.
Elles ont au contraire imprimé un véritable progrès à la
symptomatologie, au diagnostic et à la thérapeutique des
affections cutanées scrofuleuses.

3° Enfin que le but principal de ces leçons a été précisément de démontrer les caractères propres et différentiels des
manifestations cutanées de la scrofule; que par conséquent
il n'est pas vrai de dire que « la diathèse scrofuleuse a une
« dermatologie très variée dont il est impossible de tracer les
« caractères. »

PREMIER POINT. — Examinons d'abord ce que c'est qu'une
diathèse en général, puis nous prendrons la diathèse scrofuleuse en particulier.

La question des diathèses est grosse d'intérêt. Elle domine
l'étude des affections de la peau, et je dirai même de la pathologie tout entière. Aussi, les médecins de tous les temps et
de toutes les écoles en ont-ils bien compris l'importance, et
voit-on chacun d'eux lui donner une signification en rapport
avec ses doctrines ou l'idée qu'il se faisait de la maladie.

Je n'ai pas le dessein de vous faire l'historique des diverses
manières de comprendre la diathèse, qui ont été professées
depuis Hippocrate; ce serait une étude fastidieuse et inutile.
Je veux seulement vous dire, en quelques mots, les opinions
qui ont cours dans l'état actuel de la science et le rôle que les
différents auteurs font jouer à la diathèse dans la production
des *maladies* de la peau.

Ces opinions peuvent se réduire à trois principales :

Première opinion. — Les uns, comme le professeur Hébra,

de Vienne, et le professeur Lebert, repoussent complétement de fait , la diathèse. Ce sont des localisateurs. Pour M. Lebert, par exemple, il n'y a pas d'entité morbide distincte appelée scrofule ; il n'y a que *des scrofules*, c'est-à-dire une série de maladies locales, reliées entre elles par une disposition spéciale de l'organisme, à laquelle il veut bien conserver le nom de scrofuleuse. Mais il n'admet pas la scrofule en tant que maladie constitutionnelle ; il l'a démembrée, en décrivant comme autant de maladies distinctes des affections tuberculeuses qui s'y rattachent évidemment.

Sa classification des affections cutanées est entièrement fondée sur la physiologie pathologique :

A. Maladies dues à une altération de la circulation.

B. Maladies dues à une altération de la sécrétion et de la nutrition.

C. Maladies dues à des parasites du règne animal et végétal vivant sur la peau.

Deuxième opinion. — D'autres n'admettent la diathèse que dans certains cas, pour expliquer certains groupes d'affections cutanées, et la repoussent dans les autres cas. A cette deuxième opinion se rattachent MM Devergie et Monneret :

« Toutefois en dehors de ces conditions les plus généralement observées (tempérament, constitution, hérédité, climat, professions, causes morales, privations), il faut convenir que lorsque la même affection se généralise à la peau sans cause appréciable, il y a là dans le sang, dans les tissus, dans toute l'économie, une influence occulte, un principe morbide dont la nature nous fuit, nous échappe, et que nous attaquons quelquefois avec bonheur par un seul et même agent. Ce principe, qui constituait le virus des anciens, est appelé diathèse par les médecins modernes qui se rattachent volontiers à ces anciennes idées.

Pour nous, tout disposé que nous sommes à admettre des diathèses, nous ne sous-entendons pas par ce mot un état occulte né d'un principe général morbide toujours le même, qui aura son antidote, comme le pourrait être un virus. La disposition morbide pourra avoir ses sources diverses et se rattacher à des conditions de tempérament, d'âge, de constitution, d'hérédité.

Ainsi la disposition strumeuse n'est que la conséquence de la prédominance exagérée du système lymphatique, de même que la diathèse lichénoïde n'est que le résultat de la prédominance exagérée du système nerveux général et de celui de la peau en particulier, de même encore, en dehors de ces conditions, il peut exister des diathèses dont la nature et la cause ne peuvent pas être saisies et que nous apprécions seulement par l'agent propre à les combattre, agent dont l'expérience nous a montré l'efficacité. Mais il y a loin de ces idées à la pensée qui rattache toujours à une seule et même cause le principe morbide de plusieurs maladies. »

(Devergie, 3 édition, page 688.)

M. le professeur Monneret (programme du cours de pathologie interne, 3° année, page 116 et suivantes) divise les maladies de la peau ainsi qu'il suit :

1° Maladies idiopathiques locales, c'est-à-dire formant à elles seules des entités morbides bien déterminées.

2° Maladies symptomatiques.
— A des fièvres.
— B des affections virulentes.
— C des maladies venimeuses.
— D des intoxications.
— E des diathèses. Parmi celles-ci il cite le rhumatisme et la goutte, la scrofule et la dartre, comme se manifestant par des éruptions cutanées, mais dont il est impossible de déterminer les caractères spécifiques.

3° Maladies tégumentaires sympathiques.
— d'un état gastrique et bilieux.
— d'une maladie chronique de l'estomac, du gros intestin.

Troisième opinion. — La diathèse existe pour tous les cas. Ainsi, pour M. Hardy, la diathèse est commune à plusieurs maladies; aussi, abstraction faite des syphilides et du groupe des scrofulides malignes, toutes les affections cutanées de cause interne sont-elles, pour ce médecin, les produits d'une seule diathèse, la diathèse dartreuse.

Aucune de ces opinions ne saurait me satisfaire, Messieurs, car je suis de cette école qui admet une distinction capitale entre la maladie, l'affection, la lésion et le symptôme; et

je vous ai dit que la question des diathèses se trouvait entièrement subordonnée à la manière de comprendre et définir
la maladie.

Que nous dit Chomel dont les idées sont acceptées par la
plupart des auteurs contemporains?

« La maladie est un désordre notable survenu, soit dans
« la disposition matérielle des parties constituantes du corps
« vivant, soit dans l'exercice des fonctions. »

Il rejette la distinction de l'affection et de la maladie.

Il admet une disposition latente, inconnue dans son essence, propre à chaque maladie interne.

Pour lui « la diathèse est une disposition en vertu de la-
« quelle plusieurs organes ou plusieurs points de l'économie
« sont à la fois ou successivement le siége d'affections spon-
« tanées dans leur développement et identiques dans leur
« nature, lors même qu'elles se présentent sous des appa-
« rences diverses. »

Elle est commune à plusieurs maladies.

Vous voyez que le symptôme et la lésion sont confondus
avec la maladie; par conséquent cette définition est inacceptable pour moi.

La prédisposition latente commune à plusieurs maladies,
dont parle Chomel, n'existe pas; car ce qu'il appelle des
maladies n'est qu'un ensemble de symptômes et de lésions.

Du reste, cette définition est essentiellement vicieuse; en
effet, puisqu'il faut, pour qu'il y ait diathèse, que plusieurs
organes de l'économie soient affectés, on serait amené à éli-
miner des affections diathésiques, le cancer, par exemple,
quand il reste localisé dans un seul organe, ce qui est évidemment inadmissible.

M. le professeur Monneret adopte aussi la définition de
Galien et fait consister la maladie dans une lésion appréciable
de la matière organisée et vivante, de ses propriétés physiques et vitales, ou dans un trouble de ses fonctions. On ne
doit pas, dit-il, s'embarrasser de l'étude mystérieuse d'enti-

tés que nous ne pouvons saisir, et perdre de vue l'observation pure et simple des phénomènes morbides.

De ce que nous ne pouvons saisir l'entité qui est au dessus du phénomène sensible, il ne s'ensuit pas que cette entité n'existe pas. C'est, permettez moi la comparaison, comme si l'on disait au mathémacien qu'il doit supprimer de ses calculs l'infini, parceque notre esprit est impuissant à le comprendre. Or cette notion s'impose à nous, présente et lumineuse dans son obscurité, avec toute la force d'une vérité démontrée. Ainsi en est-il de la maladie selon moi ; désignez la, si vous voulez, par une inconnue, par x..., mais au moins ne la supprimez pas. Pour M. Monneret, la diathèse est un état général de l'organisme héréditaire ou inné, rarement acquis, tout à fait latent, jusqu'à l'époque où il détermine une maladie générale caractérisée par des lésions ou des troubles fonctionnels, disséminés dans un grand nombre de points, mais identiques par leur nature et cédant à la même médication.

La diathèse constitue, pour le même auteur, une sorte d'incubation analogue à l'incubation des maladies virulentes, et qui aboutit à un état pathologique qu'il appelle maladie diathésique.

Cette définition est passible de plusieurs reproches; on peut demander à M. Monneret, comme à Chomel, comment il reconnaît l'identité de nature; car nous verrons plus loin qu'il n'admet pas de caractères spécifiques aux maladies diathésiques. De plus, la diathèse, comme il la comprend, ne diffère pas de la prédisposition qui doit cependant en être séparée.

D'autres ont fait consister la diathèse dans une altération du sang; ils l'ont donc confondue avec la lésion.

En résumé, pour les organiciens, tous les groupes de phénomènes observés, tous les syndromes sont autant de maladies différentes. Or, l'observation démontre que ces maladies, si différentes qu'elles paraissent dans la forme, ne sont pas toujours complétement isolées les unes des autres; qu'elles sont fréquemment rattachées par un lien commun facile à saisir ; qu'elles peuvent disparaître sous l'influence des mêmes moyens thérapeutiques : c'est à ce lien commun que les auteurs ont donné le nom de diathèse, chacun selon sa manière de voir.

On comprend pourquoi une semblable doctrine ne peut être la nôtre. Toutes ces maladies, qui sont dominées par un même principe, ne sont pas, pour nous, des maladies différentes, mais des affections que nous rapportons à une seule unité pathologique.

Mais, dira-t-on, scrofule ou diathèse scrofuleuse, qu'importe ? N'est ce pas une seule et même chose ? Il importe beaucoup, Messieurs, en théorie comme en pratique ; il y a là plus qu'une simple dispute de mots. Non, votre diathèse scrofuleuse n'a rien de commun avec l'unité pathologique que nous appelons scrofule ; ici, tout se tient, tout s'enchaîne, tout se succède avec un ordre déterminé et constant ; là au contraire, rien de fixe, rien de précis, tout est soumis au hasard ; votre diathèse est là comme un principe caché toujours menaçant, comme une sorte d'imminence morbide sans cesse suspendue sur la tête du malade.

Et puis, voulez-vous connaître les conséquences pratiques de votre doctrine ? Voici un malade qui a été atteint de gourmes en son enfance, d'ophthalmies, d'écrouelles suppurées, qui a un lupus, des tumeurs blanches, des caries osseuses et même des tubercules dans les poumons, c'est-à-dire qui a parcouru toutes les phases de la scrofule. Un eczéma survient chez ce malade, comme il arrive journellement ; vous partisan de la diathèse, vous direz aussitôt : eczéma scrofuleux, et en cela vous commettrez une grossière erreur. C'est qu'en effet l'heure des scrofulides superficielles est depuis longtemps passée; le malade en est aux affections viscérales, à la quatrième période de la scrofule, et la maladie constitutionnelle ne parcourt jamais une seconde fois le même cercle. — Si donc, chez un tel malade, vous observez un eczéma, cette affection est nécessairement d'une autre nature; elle est arthritique ou dartreuse, mais vous ne la guérirez pas par la médication anti-scrofuleuse.

Pour moi, la diathèse est une maladie aiguë ou chronique, pyrétique ou apyrétique, contagieuse ou non contagieuse, caractérisée par la formation d'un seul produit morbide qui peut avoir son siége indistinctement sur tous les systèmes organiques (exemples : tubercule, cancer).

Je regarde donc les diathèses comme une classe de maladies bien distinctes et qui diffèrent des maladies constitutionnelles, en ce que celles-ci sont caractérisées par un ensemble de produits morbides et d'affections très variées. Le mot diathèse acquiert ainsi un sens précis; il signifie maladie et non, comme dans l'école organicienne, tout à la fois cause et maladie.

Il est en médecine de ces mots qui ont une très grande valeur, et auxquels on doit attacher un sens rigoureux, sous peine de ne jamais s'entendre; tel est le mot affection, dont la signification varie pour la plupart des auteurs qui l'emploient. Un de nos anciens internes, M. Louis Fournier, dans sa thèse inaugurale sur la synthèse pathologique (thèse de Paris, 1864) pense, contrairement à nous, qu'il faut conserver au mot affection le sens traditionnel que lui donne l'école de Montpellier.

Pour lui, l'affection est une modification générale survenue dans l'organisme et constituée elle-même par une série de modifications qui se succèdent en produisant des actes morbides, c'est-à-dire fonctionnels ou organiques, isolés ou réunis, simultanés ou successifs. La maladie est l'acte morbide par lequel se traduit l'affection; de plus il croit inutile de faire deux classes différentes des maladies diathésiques et constitutionnelles.

M. Fournier, j'ai le regret de le dire, n'a pas compris mes doctrines.

L'affection, dans le sens que lui donne l'école de Montpellier, signifie l'état morbide général du corps vivant, des humeurs et des parties solides. Elle ne diffère de la maladie que par son étendue, sa généralisation; c'est comme si nous disions affection générale et affection locale. C'est toujours le sens galénique : *de locis affectis.*

La maladie, pour nous, est un état abstrait, une condition particulière de l'être à laquelle on ne peut assigner un siége déterminé, pas plus qu'on ne peut assigner un siége à la santé : appeler cet état affection, c'est confondre la doctrine organopathique avec la doctrine andropathique, (passez-moi cette expression), c'est mettre toujours la souffrance dans les organes au lieu de la mettre dans l'homme.

M. Monneret, lui aussi, entend l'affection comme l'école de Montpellier. Il la considère comme un état morbide du corps, comme l'état général, qui provoque l'état local ou la *détermination morbide locale* qu'il appelle maladie. Il réhabilite la doctrine absurde des éléments morbides et compare les maladies aux corps inorganiques dont l'association peut donner lieu à des combinaisons plus ou moins complexes, binaires, ternaires, quaternaires, etc. ; il admet la génération des maladies par les affections, des affections par les éléments morbides ; les lésions engendrent les lésions, les phénomènes procèdent des phénomènes et les symptômes des symptômes. —Pour M. Monneret, l'affection, la diathèse sont de simples éléments ; aussi, en parle-t-il à peine dans sa Pathologie générale.

Assurément, Messieurs, cette doctrine des éléments est encore bien au-dessous de celle de Chomel, qui repose au moins sur un fait d'observation vrai, le rapport des affections entre elles. Celle de M. Monneret ne repose que sur des hypothèses et sur l'axiome : *Post hoc, ergo propter hoc.*

Ce système a un grand inconvénient, c'est de faire engendrer les unes par les autres les nombreuses affections qui ont un point de départ commun dans la maladie. N'allez pas croire, toutefois, Messieurs, qu'en rapportant à la maladie, comme à une source commune, tous les phénomènes morbides, nous rejetions complétement le symptôme du symptôme : non, on l'observe fréquemment, mais alors la relation est facile à établir, facile à expliquer entre le symptôme et les phénomènes qui lui sont sub‐ordonnés. Le rapport est ici toujours proportionnel et fa‐cile à saisir. Ainsi la pâleur, la fatigue, l'abattement, la dé‐pression momentanée des forces, qui accompagnent et sui‐vent le vomissement sont des symptômes du symptôme; ils cèdent avec la cause qui les a déterminés et leur intensité est proportionnelle à l'intensité de la cause; mais en est-il de même entre certaines affections que l'on rencontre, parfois, simultanément sur le même sujet?

L'urticaire, la gastralgie et l'acné rosée sont trois affec‐tions qui se trouvent souvent réunies sur le même malade. Les partisans de la doctrine des éléments vous diront que c'est la gastralgie qui produit l'urticaire et l'acné par une sorte de sympathie morbide, et ils vous donneront comme preuve que, si l'on guérit la gastralgie, on fait disparaître aussi l'urticaire et l'acné.

Au premier abord, l'argument paraît sans réplique, car le fait est vrai. Mais, Messieurs, il faut voir comment on guérit cette espèce de gastralgie. C'est par un traitement appro‐prié à la maladie constitutionnelle qui produit les trois affec‐tions, je veux dire, par les alcalins. Or, ce n'est pas seule‐ment la gastralgie que l'on attaque ainsi, on attaque aussi l'arthritis de laquelle dépendent gastralgie, urticaire, et acné rosée. Cela est si vrai que si l'on traite la gastralgie arthritique par l'opium ou par les arsénicaux, qui réussis‐sent souvent dans la gastralgie simple, non seulement on ne guérit pas l'urticaire et l'acné rosée, mais on les exaspère.

La gastralgie ne produit donc pas plus l'urticaire et l'acné rosée, que les accidents du tube digestif ne produisent les taches rosées de la fièvre typhoïde, ce que personne n'admet aujourd'hui.

Explique-t-on davantage la production des symptômes par la forme des éléments anatomiques? Pas le moins du monde. Prenons une affection papuleuse, le lichen par exem‐ple. Vous savez que, dans cette affection, les démangeaisons

sont tantôt atroces, tantôt faibles, tantôt nulles. Croyez-vous
que c'est le volume ou la forme des papules qui vous ren-
dront compte du plus ou moins de prurit ? Non ; l'observation
démontre qu'il n'y a aucun rapport entre le prurit et la papule, (prurigo sans papules). La seule explication rationnelle, c'est que le lichen est une affection générique pouvant
dépendre de plusieurs maladies différentes et qu'il se présente dans ces maladies avec des caractères différents : c'est
ainsi que le lichen syphilitique n'est accompagné d'aucune
démangeaison. Dans le lichen arthritique, la démangeaison
est faible et se présente plutôt sous forme de picotements et de
fourmillements ; elle est atroce et constitue un véritable
supplice pour le malade dans le lichen dartreux.

La diathèse, pour M. Monneret, est un simple élément
producteur de maladies. Ainsi la diathèse scrofuleuse, par
exemple, est un élément morbide engendrant toutes les dé-
terminations morbides locales ou maladies scrofuleuses. Mais,
dit-il, ces maladies scrofuleuses, les dermatoses, par exemple,
ne diffèrent pas des dermatoses dues à d'autres causes. La
preuve qu'il donne de son assertion, il la trouve dans le prurigo des vieillards :

« On a dit que les dermatoses scrofuleuses n'excitaient pas de
démangeaisons, ce qui est faux, ainsi qu'il est aisé de s'en convaincre dans le prurigo des vieillards. »

M. le professeur Monneret a bien mal choisi son exemple,
et il était impossible de mieux nous montrer son incompé-
tence en dermatologie.

Qui a jamais dit que le prurigo des vieillards était scrofuleux ? Personne assurément. Le prurigo, chez les scrofuleux, est une affection légère, et, si on devait le ranger parmi les dermatoses scrofuleuses, il faudrait le placer dans les
scrofulides bénignes. Or, les scrofulides bénignes sont l'apa-
nage de la jeunesse ; elles constituent une des manifestations
les plus précoces de la scrofule, et on ne les rencontre jamais
chez les malades avancés en âge.

L'identité des caractères des affections prouve l'identité de nature. C'est un fait fondamental qui domine toute la pathologie cutanée. Pourquoi M. Hardy n'admet-il qu'une seule nature, la dartre? C'est qu'il ne reconnaît pas aux affections leurs caractères spéciaux, et qu'il est ainsi forcé de les rapporter à la même maladie. Il est entraîné à faire une seule entité morbide de trois maladies bien distinctes: la scrofule, l'arthritis, l'herpétisme. Aussi est-il bien embarrassé pour donner un nom à certaines éruptions psoriques qui, pour tout le monde, constituent de l'eczéma. L'eczéma étant pour lui toujours dartreux, il est réduit à désigner ces éruptions sous le nom impossible d'erythème vésiculo-pustuleux.

Comme nous venons de le dire, M. Monneret refuse tout caractère spécifique aux manifestations de la diathèse scrofuleuse; dans ce cas pourquoi admettre ce genre de dermatoses? Comment et à quels signes le savant professeur peut-il reconnaître que telle éruption est en effet une maladie scrofuleuse? pourquoi ne serait-ce pas une *maladie locale* intercurrente, une coïncidence ou une complication?

Se fondera-t-il sur le tempérament lymphatique du malade? Le tempérament lymphatique ne peut faire naître la scrofule; tout au plus peut-il en appeler les manifestations sur le système lymphatique. D'ailleurs il suffit de parcourir nos salles pour voir que les tempéraments lymphatiques sont en minorité.

Est-ce la faiblesse de la constitution qui décélera le scrofuleux? Vous êtes à même de remarquer que beaucoup de nos scrofuleux sont au contraire d'une forte constitution.

Enfin, est-ce la connaissance de la diathèse scrofuleuse qui conduira le médecin au diagnostic de la nature? Non, car en supposant qu'il arrive à reconnaître la diathèse en dehors de toute manifestation (ce qui n'est autre chose, pour le dire en passant, qu'une pétition de principe) on pourra toujours lui soutenir que l'affection qu'il observe n'est pas de nature scrofuleuse, qu'elle peut appartenir à toute autre diathèse; à quoi il n'aura certes rien à répondre si, comme M. Monneret, il n'admet pas de caractères propres pour les dermatoses de cause interne. Il n'aura donc, s'il est logique, aucune raison pour employer les anti-scrofuleux plutôt que toute autre médication générale, et il ne pourra adresser son traitement qu'à l'affection générique.

En résumé, nous devons conclure que la théorie de M. Monneret ne rend aucun service dans la pratique, et qu'elle ne diffère pas, de fait, de celle des localisateurs.

DEUXIÈME POINT. — Est-il vrai que mes leçons sur la scrofule ne contiennent *rien de nouveau* ? Je prétends au contraire qu'elles ont éclairé la symptomatologie, le diagnostic et la thérapeutique de la scrofule.

Avant moi, on admettait bien des maladies scrofuleuses, mais l'unité pathologique, la maladie constitutionnelle de laquelle dépendent les affections scrofuleuses, la scrofule en un mot, était méconnue.

Je ne puis vous rappeler tous les ouvrages écrits jusqu'à notre époque sur la scrofule; presque tous sont remplis de confusion et d'erreurs, et, quand par hasard l'auteur admet des dermatoses strumeuses, il ne leur donne pas des caractères suffisants pour les différencier des autres affections cutanées.

Les dermatoses scrofuleuses admises avant moi se réduisaient à peu près au lupus, et encore voyons-nous Alibert admettre trois espèces de lupus, un lupus scrofuleux, un lupus syphilitique et un lupus idiopathique. Il faut arriver jusqu'à M. Devergie pour voir le lupus rangé définitivement dans les affections scrofuleuses. M. Devergie avait également soupçonné la nature scrofuleuse de l'eczéma, de l'impétigo, dans certaines conditions qu'il a eu le tort de ne pas déterminer. Presque tous les auteurs regardaient les affections cutanées scrofuleuses comme des complications, comme des dartres survenant chez des scrofuleux.

Un seul médecin, M. Milcent, auteur d'une monographie remarquable, a admis la scrofule comme unité pathologique, et a eu la gloire de tracer le cadre de cette maladie. Mais je n'étonnerai personne en disant que, dans le livre de M. Milcent, la pathologie cutanée manque complétement.

Les choses en étaient là lorsque parurent nos Leçons sur la scrofule, en l'année 1856 ;] c'est alors que je traçai les véritables caractères de la scrofule cutanée, d'une part en en distrayant les teignes, et, d'autre part, en y faisant rentrer un certain nombre d'affections génériques qui en restaient séparées. Je divisai les dermatoses scrofuleuses en deux classes : les scrofulides bénignes et les scrofulides malignes; je décrivis les caractères généraux et particuliers de ces deux classes, leurs rapports, la place qu'elles occupent dans l'évolution de la maladie constitutionnelle.

Or, je le demande, en présence de tels résultats, que devons-nous penser de cette affirmation de M. Monneret : *rien de nouveau dans ce livre?* Je crois au contraire avoir présenté la scrofule sous un jour nouveau et essentiellement pratique.

M. Gailleton, chirurgien de l'Antiquaille, auteur d'un mémoire sur l'eczéma, tout en ne partageant pas mes opinions, me rend justice, quand il dit :

« M. Bazin a eu le mérite de bien décrire la série des symptômes de la scrofule cutanée » (Bulletin de la Société médico-pratique de Paris, années 1860, 61, 62, page 56). M. Ameuille, rapporteur du précédent mémoire, réclame pour son maître M. Hardy : « L'auteur du précédent mé-« moire, dit-il, pense que d'avoir fait une classe de maladies « de la peau sous la dépendance de la scrofule, comble une la-« cune importante et porte un coup aux doctrines de M. Har-« dy. Mais ce dernier n'admet-il pas une classe entière sous « le nom de scrofulides. »

Il est vrai de dire que M. Hardy admet une classe de scrofulides, mais il la réduit à quelques affections malignes, au lupus, tandis qu'il en rejette toutes les affections superficielles, eczémateuses et autres, qui ne sont pas les moins nombreuses ni les moins importantes. D'où il résulte que si quelque progrès a été réalisé dans cette partie de la science, c'est à moi seul qu'il appartient d'en revendiquer tout l'honneur.

Je n'ai pas seulement reconstitué la scrofule, j'ai introduit dans la thérapeutique des affections cutanées scrofuleuses deux médicaments nouveaux: le chlorhydrate de baryte qui, malgré le dire de M. Monneret, rend d'incontestables services dans le traitement des scrofulides bénignes exsudatives, et l'huile de noix d'acajou, que l'on peut aujourd'hui considérer comme un des agents les plus utiles dans le traitement local des scrofulides malignes.

De tout ce qui précède, je suis en droit de conclure que si mes leçons sur la scrofule n'ont pas su plaire à M. le professeur Monneret, ce que je regrette sincèrement, il ne s'ensuit pas pour cela qu'elles ne contiennent rien de nouveau, ainsi qu'il a cru devoir l'avancer.

3me Point. Les affections cutanées de nature scrofuleuse ont des caractères propres à les faire reconnaître.

Mettons de côté les scrofulides malignes. Il est aujourd'hui généralement admis que le lupus est une affection scrofuleuse, que l'impétigo, l'ecthyma et le rupia sont également, dans certaines circonstances, des manifestations de la scrofule : il n'y a doute que pour le groupe des scrofulides bénignes.

Sur ce sujet trois opinions sont en présence :

1° Pour les localisateurs, parmi lesquels nous placerons M. Monneret, les scrofulides superficielles n'ont pas de caractères distincts. Ce sont des maladies purement locales, ou plutôt de simples complications.

2° Elles sont le produit d'une diathèse; mais cette diathèse n'est pas la scrofule. M. Hardy les considère comme des dartres modifiées par le terrain ou le tempérament.

3° Enfin, ce sont des affections symptomatiques de la scrofule; elles ont des caractères propres, et qui permettent d'en établir le diagnostic.

Examinons chacune de ces opinions :

A. Ce sont des maladies locales, de simples complications.— Singulières complications, en vérité, qui se rencontrent neuf fois sur dix, qui existent ensemble, qui offrent des relations

évidentes entre elles, qui se succèdent dans un ordre constant, se montrent à une période toujours la même, qui plus
tard disparaissent pour faire place à des manifestations plus
avancées de la maladie constitutionnelle!—Singulières complications, enfin, qui toutes réclament aux mêmes titres les
moyens thérapeutiques reconnus utiles contre la scrofule à
son début.

M. Lebert, imbu des doctrines organopathiques, n'a vu
partout que des maladies locales, et poussant la méthode analytique à ses dernières limites, il a méconnu les rapports des
affections et le principe commun qui les domine et les relie
entre elles. — Tout en reconnaissant la valeur des données
anatomo-pathologiques dont il a doté la science, je ne puis
trop déplorer l'erreur qui a conduit un esprit d'un ordre aussi
élevé à démembrer une entité morbide aussi distincte que la
scrofule.

B. Les scrofulides superficielles, dit M. Hardy, ne sont
que des dartres survenues chez des sujets scrofuleux.

Et pourtant notre collègue admet que ces dartres présentent des caractères spéciaux assez marqués pour les différencier des autres affections du même ordre et qu'elles exigent
un traitement anti-scrofuleux. Voici des dartres assurément
bien transformées, bien peu semblables à elles-mêmes !
Mais qui leur a fait perdre ainsi le cachet de leur première
origine ? M. Hardy va nous l'apprendre. Le terrain et la
constitution, dit-il, ont le pouvoir de modifier les dartres ;
c'est en agissant sur le terrain qu'on arrive à les guérir. A
quoi je répondrai simplement : A-t-on vu jamais le tempérament et la constitution modifier les syphilides au point de
les rendre méconnaissables ! Suffit-il, pour les faire disparaître, de changer la nature du terrain où elles ont pris
naissance ! Nul n'oserait le soutenir. Que deviendrait la pathologie, je vous le demande, si chaque affection pouvait
ainsi se dépouiller, suivant les cas et les organisations, des
caractères originels qui la distinguent !

A l'appui de ce qui précède je vous citerai le fait suivant:

Il y a quelque temps, M. Hardy avait institué un traitement mercuriel contre une scrofulide qu'il avait cru devoir considérer comme une syphilide. Voyant que son malade se trouvait fort mal de ce genre de médication, il dut abandonner le mercure pour en venir aux anti-scrofuleux, et le malade ne tarda pas à guérir. Ce fait était significatif. Mais croyez-vous que M. Hardy en fut pour cela tenu à confesser son erreur ? Pas le moins du monde. Si la médication anti-syphilitique avait échoué, nous dit-il, c'est qu'il fallait tout d'abord modifier le terrain, et ce résultat une fois obtenu au moyen des anti-scrofuleux, la manifestation syphilitique n'ayant plus de raison d'être, dut disparaître spontanément !

J'ai dit que M. Hardy avait méconnu les rapports des affections. L'observation nous montre, en effet, que les scrofulides bénignes et les scrofulides malignes coexistent souvent sur le même sujet. Vous en avez sous les yeux un bel exemple, au n° 30 du pavillon Saint-Mathieu, sur un individu qui présente à la fois de l'impétigo des narines et une scrofulide ulcéreuse du poignet.

De plus, il n'est pas rare de voir une scrofulide bénigne se transformer *in situ* en scrofulide maligne, et il est impossible d'admettre que l'affection a été dartreuse pendant la première moitié de sa durée, et scrofuleuse pendant la seconde.

M. Hardy répond en disant qu'il y a eu erreur de diagnostic. Cela est facile à dire; mais cela ressemble assez à une fin de non-recevoir. L'eczéma impétigineux, l'impétigo, qui dans aucun cas ne laissent de cicatrices, sont faciles à reconnaître, même pour les médecins peu exercés, et il est impossible de les confondre avec une scrofulide maligne à son début.

C. Il me reste à vous démontrer que les scrofulides bénignes ont des caractères propres.

Comme je viens de vous le dire, ces affections sont, dans la majorité des cas, les premières manifestations de la scro-

fule; elles disparaissent spontanément dans les dernières
périodes de la maladie constitutionnelle. Leur existence est
à peu près constante, et elles ne manquent guère que dans
la forme fixe primitive. Un de leurs caractères les plus importants est de s'accompagner d'un engorgement des gan-
glions qui correspondent à la région où elles siégent, engorgement qui n'est que sympathique, et qu'il faut bien se gar-
der de confondre avec les écrouelles; il en diffère en ce qu'il
dépend d'une manière évidente de la scrofulide, et disparaît
quand celle-ci est guérie. Les scrofulides bénignes ont une
prédilection marquée pour la tête ; elles ne s'accompagnent
que de faibles démangeaisons, à moins qu'il y ait complication de parasites animaux ou végétaux ; elles guérissent sans
cicatrices ; elles coïncident souvent avec des kérato-conjonc-
tivites, qui sont des manifestations de la même période.
Enfin il y a pour chacune d'elles en particulier des caractères
spéciaux que j'ai longuement exposés dans mes leçons sur la
scrofule, auxquelles je renvoie ceux d'entre vous qui auraient
le désir d'en faire une étude approfondie.

Un dernier caractère de ces affections, c'est de guérir par
les antiscrofuleux. On pourra m'objecter qu'elles ont pu disparaître sous l'influence des arsénicaux (Bouchut); mais, à
mon avis, il n'y a pas là une véritable guérison, et j'ai souvent été appelé à donner des soins à des malades chez lesquels la disparition d'une scrofulide bénigne sous l'influence
de l'arsénic avait hâté la marche de la maladie constitutionnelle, et amené des manifestations plus profondes et plus
graves de la scrofule.

TROISIÈME LEÇON.

Messieurs,

Dans cette troisième leçon, je vais vous entretenir des objections que l'on a faites à mes classifications dermatologiques, et vous démontrer combien ces objections sont peu fondées et soutiennent peu un examen sérieux.

Vous connaissez tous le principe de ces classifications qui reposent sur les notions de pathologie générale que je vous ai exposées, c'est-à-dire sur la distinction de la maladie, de l'affection, du symptôme et de la lésion.

Pour moi, il n'y a pas de maladies de la peau ; il n'y a que des lésions et des affections cutanées.

Quand un malade se présente à moi, j'ai trois problèmes à résoudre : je recherche successivement la lésion élémentaire, l'affection générique, et enfin la nature de l'affection. Cela m'a conduit à donner deux classifications parallèles.

La première qui comprend tous les symptômes organiques de la peau, aussi bien les lésions élémentaires primitives que les lésions consécutives, se divise en TACHES, BOUTONS, EXFOLIATIONS, ULCÈRES ; c'est par elle qu'on arrive à la connaissance du genre.

La seconde rattache l'affection générique, une fois connue, aux différentes maladies dont elle peut dépendre. Cette dernière partage les affections spéciales de la peau en deux classes : l'une comprenant les affections cutanées en voie d'évolution, l'autre les difformités ou affections cutanées arrêtées dans leur évolution. La première classe, de beaucoup la plus intéressante pour le praticien, est divisée en deux ordres : affections de cause externe, affections de cause interne. Chacun de ces ordres comprend lui-même plusieurs sections sur lesquelles je n'insisterai pas davantage, me contentant de vous renvoyer à mon traité de la scrofule, où vous trouverez ces classifications avec tous les détails que je ne puis vous rappeler ici.

Arrivons donc immédiatement à l'argumentation de mes adversaires et commençons par les attaques contre ma classification des symptômes organiques de la peau.

« L'objection capitale, dit M. Hardy, que nous ferons à la doctrine de M. Bazin, c'est d'avoir créé une pathologie générale à lui, pathologie qui n'est ni celle de Paris, ni celle de Montpellier. » (Leçons sur la scrofule et les scrofulides, et sur la syphilis et les syphilides, page 11).

L'objection ne me paraît pas aussi capitale qu'à M. Hardy ; si je ne me trompe, on me reproche d'avoir négligé les errements de deux écoles célèbres pour ce que je crois être l'expression de la vérité. Est-ce à dire qu'il n'y a point de salut hors de Paris ou de Montpellier, et la médecine est-elle condamnée à ne jamais sortir du cercle de ces deux doctrines ? je suis trop ami du progrès pour le croire, et je pense qu'il importe peu qu'on soit de Paris ou de Montpellier ; ce qui importe au contraire beaucoup, c'est de ne pas dire qu'on vient de chez soi quand on vient de chez le voisin. Or, je me propose de vous faire voir que M. Hardy n'est pas, sous ce rapport, à l'abri de tout reproche. Les preuves de ce que j'avance abondent dans sa nouvelle publication :

1° M. Hardy ne veut pas de ma classification des lésions cutanées élémentaires. Il prétend qu'en voulant simplifier, j'ai trop confondu, et que du reste mes quatre classes ne sont pas toutes admissibles. Je soutiens, moi, au contraire, que cette classification est à la fois très commode et très pratique ; qu'elle facilite et abrège le travail, et conduit par la voie la plus sûre au diagnostic du genre. Et, en effet, ce qui frappe

de suite l'observateur, c'est l'aspect et la forme de la lésion ;
et ce qu'il doit rechercher tout d'abord, c'est de savoir s'il se
trouve en présence d'une *tache*, d'un *bouton*, d'une *exfoliation*, d'un *ulcère*. Supposons une tache, par exemple ; cette
tache, une fois reconnue, il aura à rechercher si elle est formée par du sang ou par de la matière pigmentaire. Est-elle
formée par du sang ? si elle disparaît sous la pression du doigt
pour reparaître immédiatement après, ce sera une tache hémateuse intra-vasculaire, qui pourra être congestive ou inflammatoire ; si elle persiste malgré la pression, ce sera une
tache hémateuse extra-vasculaire (pétéchie, purpura). Quoi
de plus simple ! de même pour les taches pigmentaires ; y
a-t-il une plus grande proportion de pigment qu'à l'état normal ? ce sera une tache pigmentaire hyperchromateuse (éphélides, nigritie, mélasma). Y a-t-il moins de pigment ? ce sera
une tache pigmentaire achromateuse (achromie vraie, pelade) ;
enfin le pigment est-il disposé irrégulièrement, de manière
à ce qu'il y ait certaines parties complétement décolorées, et
d'autres plus foncées ? on aura affaire à une tache pigmentaire dyschromateuse (vitiligo).

M. Hardy veut bien, à la rigueur, accepter ma première
classe des taches ! mais est-il donc plus difficile de voir si un
bouton est séreux ou s'il est purulent, s'il est hypertrophique,
ou parasitaire ? il ne faut pas avoir étudié longtemps la dermatologie pour faire ce facile diagnostic ?

M. Hardy repousse le mot *exfoliation* parce que, dit-il, le
sens grammatical est *produit foliacé*; or l'acné sébacé ne
présente pas de feuillets ! je ne suis pas abusé par ce purisme
outré de mon excellent collègue, dont l'objection me semble
puérile et ne sert qu'à déguiser l'origine de sa classification,
qui est tout à fait calquée sur la mienne. Voyez plutôt.

« Comme ces huit formes élémentaires (celles de Willan) ne
renferment pas toutes les formes, nous avons ajouté les quatre
suivantes : 9ᵉ taches hématiques, 10ᵉ excroissances ; 11ᵉ produits
exagérés des sécrétions cutanées, sébacées et sudorales ; 12ᵉ les
productions parasitaires. » (Hardy, *loco cit.*, page 2).

Qu'avais-je dit? j'avais modifié la classification de Willan, précisément parce qu'elle ne contenait pas toutes les lésions cutanées élémentaires, par exemple: l'hypertrophie crypteuse, les tumeurs de la peau grosses comme des tomates (mycosis fongoïdes) que l'on ne peut ranger dans les tubercules, le furoncle, l'abcès dermique, le godet favique (Cours de séméïotique cutanée, pages 15 et 16. Paris, 1856). Il est facile de voir qu'avec des noms un peu différents, la classification de M. Hardy ressemble beaucoup à la mienne.

Il est vrai qu'à ce classement Willanique, complété par l'addition de nouvelles lésions élémentaires, j'ai encore ajouté une quatrième classe de lésions consécutives, les ulcères, et même une classe supplémentaire composée des cicatrices.

M. Hardy critique ma classe des ulcères, qui ne sont pas, dit-il, des lésions élémentaires primitives, mais la conséquence d'autres lésions.

Cette objection, Messieurs, est plus spécieuse que solide. Sans doute ma classification des symptômes organiques de la peau comprend des lésions consécutives; mais pourquoi n'en comprendrait-elle pas? est-ce que les lésions consécutives ne sont pas des symptômes aussi bien que les lésions primitives, et des symptômes qui frappent tout d'abord l'observateur, et dont il a besoin de connaître la signification pour arriver au diagnostic : 1° de la lésion élémentaire ; 2° de l'affection générique?

Tout classement doit être considéré comme un guide pour le diagnostic. Quel est le but de notre classification séméïotique? c'est de conduire au diagnostic de la lésion élémentaire et du genre par la voie la plus simple et la plus sûre. Quel est le but de la classification de Willan, qui ne comprend que des lésions primitives ? c'est de nous mener au diagnostic de la lésion primitive, à la période d'état, ou ce qui revient au même à la forme générique (eczéma, impétigo, lichen, etc) ; classement important pour un Willaniste, mais qui n'est d'aucune valeur pour un Alibertiste. Est-ce qu'Alibert nous a donné une classification des lésions primitives ? assurément non. Et ne voyez-vous pas que, dans le livre de M. Hardy, ce classement des lésions élémentaires constitue tout simplement un hors-d'œuvre ou une superfétation ? En effet, quel besoin peut-il en avoir pour arriver au diagnostic de son eczéma, qui débute tantôt par des vésicules, tantôt par des pustules, tantôt par des papules, et d'autres fois par des squammes ?

2° M. Hardy réclame pour lui la création du mot *scrofulide* : « J'ai fait encore, sous le nom de *scrofulides*, une classe « des affections scrofuleuses, qui peuvent se présenter sous « diverses formes élémentaires, comme les syphilides, mais « conservant toujours des caractères communs qui impriment « à ces éruptions un air de famille (Hardy, dartres, scrofuli- « des, syphilides, 1860, p. XII.)

M. Hardy devrait se rappeler une petite brochure sur l'acné varioliforme que j'ai publiée en 1851, c'est-à-dire neuf ans avant que ses leçons sur la scrofule eussent paru, et dans laquelle le terme de scrofulide est créé pour désigner les affections cutanées qui sont sous la dépendance de la scrofule.

Du reste, dans sa dernière publication, mon honorable collègue rabat un peu de ses prétentions en disant :

« M. Bazin et moi, *tous deux à peu près en même temps,* « nous avons donné le nom de scrofulides aux manifestations « de la scrofule sur la peau. » Il faut espérer que, dans les prochaines éditions, M. Hardy fera encore un pas vers la vérité et me rendra complétement ce qui m'est dû.

3° Dans le classement des syphilides, j'ai critiqué la méthode de Willan, parce que je trouve irrationnel de prendre, pour base de ce classement, la lésion élémentaire seule. On arrive à rapprocher ainsi des syphilides qui apparaissent à des phases très différentes de la maladie. J'ai établi qu'il y avait grand avantage à prendre, pour principe de classification de ces affections, l'ordre de leur évolution : J'ai donc divisé les syphilides comme il suit :

A *Syphilides résolutives exanthématiques*, lesquelles ont pour caractère d'apparaître les premières, de suivre presque immédiatement ou d'accompagner l'accident initial. On remarque souvent avec elles les phénomènes généraux qui annoncent l'invasion des fièvres éruptives. Elles sont exanthématiques dans le sens qu'Alibert donnait à ce mot, c'est-à-dire qu'elles sont généralisées et ne s'ulcèrent pas.

B. *Syphilides résolutives circonscrites.* Leur caractère est de se limiter à une partie du corps, de venir plusieurs mois, quelquefois plusieurs années après l'accident initial, et de se terminer par résolution, tout en laissant une cicatrice.

C. *Syphilides ulcéreuses*, survenant à une époque encore plus avancée, excepté dans la forme maligne, où elles peuvent se montrer peu de temps après le chancre.

Que fait M. Hardy ! il rejette également la classification d'après la lésion élémentaire, qu'il avait adoptée dans sa première édition, avant d'avoir lu mon livre, et pense que l'âge de la maladie est un meilleur principe de classement. Seulement pour déguiser un peu l'origine de cette idée qui n'est pas sienne, il change les mots et dit : syphilides précoces, syphilides intermédiaires, syphilides tardives.

Vous voyez que mon savant collègue pratique, avec la meilleure foi du monde et sans s'en apercevoir, le système de l'appropriation. Il trouve mon langage difficile à comprendre (page 11); il n'est que trop compréhensible pour lui !

D'ailleurs, je suis loin de m'en plaindre; car c'est pour moi la meilleure preuve que M. Hardy, dont vous connaissez tous le talent, puisse me donner de l'excellence et de la vérité de mes idées.

M. Hardy repousse ma définition de la maladie; il me reproche de n'avoir considéré les maladies de peau que comme des éruptions symptomatiques, secondaires, variant de nature suivant leur cause, de n'avoir pas admis, en nosologie cutanée, des espèces fixes, bien déterminées, comme l'eczéma, et enfin de ne pas tenir compte du terrain pour expliquer les différences des affections. En attendant, il établit de fait une différence entre l'affection et la maladie, puisqu'il n'admet plus que les difformités soient des maladies.

Mon savant collègue, après avoir critiqué ma classification, annonce qu'il a médité longtemps sur ce sujet, que lui aussi a proposé sa classification, et que finalement il pense qu'il est sage de ne pas s'arrêter à une classification purement dermatologique, faite exprès et uniquement pour les maladies cutanées.

Je répondrai à M. Hardy qu'il y a longtemps que je répète sur tous les tons que trouver une bonne classification des maladies de la peau est un problème impossible, et pour une bonne raison, c'est qu'il n'y a pas de maladies de la peau ; il n'y a sur la peau que des symptômes et des affections spéciales.

M. Hardy abandonne donc l'idée de toute classification dermatologique. Les maladies de peau rentrent pour lui dans le classement des maladies des autres organes ; elles n'ont rien de spécial. Il admet des maladies idiopathiques et des maladies symptomatiques.

Symptomatiques de quoi ? d'une autre maladie ; alors ce n'est plus une maladie, c'est un symptôme.

J'en ai fini, Messieurs, avec les objections que l'on a adressées à ma classification des lésions cutanées, considérées comme symptômes. Je passe de suite aux attaques dirigées contre ma classification des affections spéciales de la peau :

« Qu'est-ce donc qu'une classification ? Un ensemble méthodique de maladies où tout se lie et s'enchaîne, de manière que l'esprit soit tout d'abord frappé des liens qui rattachent entre elles toutes les maladies, liens qui se présentent à l'esprit de telle manière que le souvenir en soit facile. »

« Or, voici deux grandes classes. Dans l'une se trouvent les affections de la peau en voie d'évolution ; dans l'autre les affections de la peau arrêtées dans leur évolution, stationnaires ; la première comprend tout ce qui constitue réellement la pathologie de la peau, toutes les affections cutanées que le médecin est appelé à traiter ; dans l'autre, au contraire, on ne trouve que les macules, les états hypertrophiques ou atrophiques, le plus souvent *congénitaux*, à l'égard desquels la médecine est à peu près muette en ce qui concerne les moyens curatifs ! »

« On en conviendra ; le choix de ces deux grandes classes n'est pas heureux. »

« Dans la première classe, se trouvent deux ordres : *affections de cause externe* ; *affections de cause interne*, et comme bon nombre de maladies peuvent se développer sous l'influence des deux causes, cette division n'apprend que fort peu de chose à l'élève et ne laisse rien dans l'esprit ; ajoutons qu'elle conduit forcément à des répétitions dans les descriptions..... »

Devergie, (*Traité pratique des maladies de la peau*. 3ᵉ édition page 65.)

« C'est à Hippocrate qu'il faut rapporter cette distinction fondamentale et si éminemment pratique des affections cutanées en celles qui proviennent d'une cause externe et celles dites spontanées qui proviennent d'une cause interne. »

Gibert, (*Traité des maladies de la peau*, 3ᵉ édit. page 5.)

« M. Bazin ne s'est pas disculpé, suivant nous, du reproche d'avoir pris dans Lorry ses divisions générales des affections cutanées. »

Legrand du Saulle (*Gazette des hôpitaux*).

« Lorry divisait, comme M. Bazin, les maladies de peau en maladies provenant d'une cause interne et maladies provenant d'une cause externe. »

Hardy, (*Leçons sur les maladies de la peau*, page 8.)

Vous le voyez, Messieurs, voilà des attaques qui ne se ressemblent guère ; tandis que M. Devergie soutient que ma classification n'est pas pratique, et qu'elle ne laisse rien dans l'esprit des élèves, les autres la trouvent très bonne, mais en attribuent l'honneur soit à Hippocrate, soit à Lorry.

La vérité est qu'elle est excellente, et que seul je puis en revendiquer l'idée en toute conscience.

Comment! ce n'est pas une classification pratique que celle qui sépare les affections en voie d'évolution des difformités? Ce n'est donc rien pour le médecin, de savoir que, dans un cas, il a tout à faire au point de vue de la thérapeutique, et que, dans l'autre, les moyens médicaux sont tout à fait impuisssants? Il me semble que si l'épithète *pratique* peut être appliquée à quelque chose, c'est bien à cette division, la question thérapeutique devant primer toutes les autres. C'est sans doute de sa propre classification ou plutôt de son mode de groupement des maladies, puisqu'il n'ose donner à son essai le nom de classification, c'est, dis-je, de son groupement de maladies que M. Devergie a voulu parler, en disant qu'il ne laisse rien dans l'esprit des élèves. Trouve-t-il qu'à l'aspect de ses groupes, *l'esprit soit tout d'abord frappé des liens qui rattachent entre elles les différentes maladies?* Pour ne prendre que son premier groupe, M. Devergie ne sait-il pas que l'urticaire, l'érythème ne sont pas toujours des affections exanthématiques, que l'érythème peut être encore artificiel ou parasitaire, que l'urticaire peut être pathogénétique, etc...?

La division de ma première classe en deux ordres a également son importance au point de vue du pronostic et de la thérapeutique; et l'on est immédiatement frappé d'une chose, c'est que les affections de cause externe, telles que celles qui résultent de frictions irritantes, de la présence de parasites animaux ou végétaux, etc... guérissent par des moyens simples, c'est-à-dire quand on fait cesser la cause efficiente de la maladie, cause qu'il nous est toujours facile d'atteindre.

Sublatâ causâ, tollitur effectus.

Les affections cutanées de cause interne, au contraire, ne sont modifiées avec succès que par une médication à la fois externe et interne; leur durée n'est pas comparable à celle des affections du premier ordre.

M. Devergie m'objecte qu'il est des affections qui peuvent naître sous l'influence d'une cause interne et d'une cause externe simultanément. C'est vrai; mais ces deux ordres de causes n'ont pas la même importance dans la production de la maladie. L'une est la cause efficiente, l'autre n'est que la cause occasionnelle, ou instrumentale, ce qui est bien différent, comme vous allez le voir :

Qu'un scrofuleux reçoive un coup sur le genou, ce coup pourra devenir le point de départ d'une tumeur blanche. Est-ce une raison suffisante pour ranger la tumeur blanche parmi les lésions traumatiques? évidemment non, car le traumatisme n'a été là que la cause occasionnelle; il n'a fait qu'éveiller les manifestations de la maladie constitutionnelle sous l'influence de laquelle était le malade, de la scrofule en un mot, qui est la véritable cause de l'affection articulaire.

Selon M. Gibert, la division des maladies de la peau en maladies de cause externe et maladies de cause interne serait due à Hippocrate. Je ne chercherai pas, Messieurs, à infirmer cette assertion du savant dermatologiste, mais je veux vous mettre en garde contre le rapprochement qui pourrait être fait de cette division ancienne des maladies par les causes avec notre division des affections cutanées. La première est une division purement étiologique; la nôtre entraîne avec elle une distinction de nature et une spécialité de symptômes. Rendons cela plus clair par un exemple, et prenons cet exemple dans l'affection de peau qu'on appelle eczéma. Eh bien, que l'eczéma soit de cause externe ou de cause interne, c'est toujours la même affection. Il n'y a là, pour les dermatologistes, qu'une seule et même maladie toujours identique à elle-même, quelle qu'en soit la cause; pour nous, au contraire, les eczémas de cause externe, comme l'eczéma psorique, celui dû à des frictions d'huile de croton, et les eczémas de cause interne, le scrofuleux, le dartreux, etc., sont autant d'espèces différentes, traduisant chacune sur la peau, par des caractères objectifs particuliers, une entité morbide distincte. **Cette dernière division, remarquez-le bien, est la seule dont** on puisse dire qu'elle est *fondamentale* et *éminemment pratique*.

Ai-je pris, dans Lorry, l'idée de mes divisions générales des affections cutanées ? nullement.

Lorry, que j'ai lu et relu beaucoup plus souvent que mes honorables adversaires et dont je ne saurais trop vous conseiller la lecture, parcequ'il contient d'excellentes choses, Lorry divise, il est vrai les maladies de la peau en deux classes :

Prima pars eorum erit affectuum, qui intus et in generali corporis systemate enati ad cutem feruntur, etc........, *altera vero operis nostri parte eos exequemur affectus qui in ipsâ cute generantur, tanquam in nido paterno.* (Lorry, *de Morbis cutaneis,* pag. 165 et 166).

En se bornant à la lecture de ces deux phrases, comme l'ont probablement fait mes honorables adversaires, on peut, avec un peu de bonne volonté, y retrouver ma division ; mais il n'en est plus de même si l'on va plus loin, si l'on parcourt l'énumération des affections décrites dans les deux parties.

Je ne dirai rien de la gale ou de la teigne qui se trouvent dans la première partie ; à l'époque de Lorry, elles étaient considérées comme de cause interne. Mais dans la seconde partie, je vois figurer la *gutta rosea* et l'*aurium humiditas præternaturalis,* reconnaissant pour causes, selon Lorry lui-même, la première la suppression des menstrues, des hémorrhoïdes, et la deuxième une lymphe trop abondante, une nourriture excessive, etc. ; preuve certaine que Lorry avait pris pour base de sa deuxième classe, non la cause externe, comme je l'ai établi, mais le *vice* de la peau, congénital ou acquis, d'origine externe ou interne.

Pour les affections de cause externe, j'ai admis deux sections : l'une formée des affections déterminées par une cause physique ou mécanique, l'autre comprenant les affections provoquées (action non immédiate).

M. Devergie ne comprend pas bien « la nuance qu'il y a entre une **affection** provoquée par une cause mécanique ou physique et une affection provoquée directe. Dans la première section, dit-il, en effet, je trouve placé l'érythème du premier degré de la brûlure, (action du calorique), et, dans la seconde, l'érythème développé par l'action du soleil! Que ce soit le calorique artificiellement développé ou le calorique émané du soleil, n'est ce pas là une cause du même genre, une cause physique, et dès lors pourquoi deux sections distinctes pour classer ces maladies ? » (p. 64).

Je n'ai jamais dit *provoquée par une cause mécanique,* mais bien *déterminée,* ce qui est bien différent. Si mon savant collègue ne me comprend pas, ce n'est certes pas faute d'explication. Je le renvoie à la première page de mes leçons sur les affections cutanées artificielles :

« Je partage les affections cutanées de cause externe en « deux sections :

« 1° Les unes sont produites par une cause mécanique ou « physique ; l'action est immédiate, instantanée, et les tissus « vivants passent sans transition de l'état de santé à l'état de « maladie ; la lésion infligée à la peau a lieu sur place, d'une « manière entièrement passive ; la réaction n'est pas obligée « ou ne survient que plus tard, et comme effet consécutif ;

« 2° Les autres sont provoquées ou artificielles ; l'action « n'est plus immédiate, et un intervalle de temps variable « s'écoule entre l'application de la cause et l'effet qui en doit « résulter. Tout d'abord on ne constate rien d'appréciable ; « puis la réaction arrive et l'éruption se manifeste. Cette pé- « riode de silence complet est assez comparable à la période « d'incubation des fièvres éruptives. C'est une sorte de vibra- « tion imprimée à l'organisme, et qui ne s'arrête qu'au phé- « nomène morbide. »

Je reprocherai à M. Devergie de ne pas s'être donné la peine d'examiner plus attentivement les points sur lesquels il m'argumente. Sans doute l'érythème de la brûlure et l'érythème solaire ne diffèrent pas assez pour qu'on les sépare ; aussi n'ai-je jamais eu l'intention de les mettre dans deux classes différentes. Si mon honorable collègue veut bien de nouveau jeter un coup d'œil sur mon tableau des affections spéciales, il verra que j'ai dit :

1re section, paragraphe 3, *calorique* : tous les degrés de la brûlure depuis l'érythème et le coup de soleil jusqu'à l'escharre.

2e section, paragraphe 1, *circumfusa, applicata* : Ephélides.

M. Devergie en est-il à confondre l'érythème solaire avec l'éphélide ? Ce sont pourtant deux affections bien distinctes :

La première est une véritable brûlure au premier et même au second degré. Elle s'accompagne d'une sensation de chaleur et de cuisson, et est suivie d'exfoliation. Sa durée n'est que de quelques heures à quelques jours. Dans quelques cas il y a production d'accidents nerveux qui peuvent être assez violents pour entraîner la mort.

La seconde n'est qu'une affection dyschromateuse. Elle est due, autant à la lumière qu'à la chaleur solaire. Elle ne s'accompagne d'aucune démangeaison et disparaît avec l'hiver pour revenir en été. Elle est tout à fait sans gravité.

« Si nous passons en revue les huit sections du second ordre, nous verrons que les sept premières satisfont l'esprit à première vue, mais elles ne sont pas exemptes de reproches. Pourquoi l'éruption roséoleuse est-elle distraite des éruptions exanthématiques? Comment le pemphigus est il rangé dans les pseudo-exanthèmes? S'il est vrai qu'il ait sa forme aiguë et son évolution successive et régulière dans certains cas, il est loin de présenter toujours, et même le plus souvent, ces caractères. »

Je suis heureux de voir M. Devergie m'accorder que huit de mes sections satisfont l'esprit à première vue. C'est déjà quelque chose.

Pourquoi l'éruption roséoleuse est-elle distraite des éruptions exanthématiques ?

La raison en est bien simple ; c'est que les pseudo-exanthèmes dans lesquels j'ai rangé la roséole, sont bien différents des vrais exanthèmes. Peut-on, en effet, comparer la roséole, maladie sans aucune espèce de gravité, et qui n'est même pas toujours précédée de phénomènes généraux, à la scarlatine, à la rougeole, à la variole dont l'évolution est si régulière, que l'on peut dire à jour fixe quel symptôme doit se produire, qui s'accompagnent toujours de symptômes variés du côté des différents appareils, enfin dont le pronostic doit toujours être réservé, même dans les cas les plus bénins en apparence ?

M. Devergie me reproche d'avoir rangé le pemphigus dans les pseudo-exanthèmes, en donnant comme raison qu'il est loin de présenter toujours la forme aiguë, ainsi qu'une évolution régulière et successive.

Je n'ai jamais dit le contraire, et je suis loin d'admettre, comme le dit M. Devergie, que le pemphigus soit toujours un pseudo-exanthème, et dépende dans tous les cas de la même maladie. Il y a un pemphigus des enfants, une fièvre bulleuse, un pemphigus des vieillards......, et pour moi ce sont des affections n'ayant de commun que la lésion élémentaire, la bulle. Encore est-il vrai de dire qu'il y a des différences importantes, dans la bulle du pemphigus, suivant la nature de l'affection que l'on considère : dans le pemphigus arthritique aigu, les bulles sont inégales et irrégulières; à l'état chronique, elles sont confluentes et groupées sur des surfaces érysipélateuses, inégales, ne dépassant jamais le volume d'une noix, remplies d'un liquide séro-purulent, qui se concrète en croûtes d'un brun jaunâtre. Dans le pemphigus dartreux aigu, les bulles sont arrondies et bien circonscrites ; à l'état chronique, elles se montrent d'emblée sur une partie de peau qui conserve sa coloration normale, et sont à peine entourées d'une légère auréole rosée ; le liquide qu'elles renferment est toujours séreux. Les bulles ont des parois minces et se crèvent peu de temps après leur apparition. Ces différences vous montrent assez qu'il n'y a pas de répétitions en classant le pemphigus tantôt dans les pseudo-exanthèmes, tantôt dans les arthritides, tantôt dans les herpétides.

« Qu'est ce que cette section des affections phlegmasiques et qu'est-ce que la section des éruptions fébriles, exanthémateuses et pseudo-exanthématauses ne comprenant pas uniquement des phlegmasies?

« D'ailleurs l'érysipèle, qui, à lui seul, représente cette section phlegmasique, n'est il pas, dans les 99/100 des cas, une éruption symptomatique et non pas une phlegmasie franche, locale?

Symptomatique de quoi? M. Devergie oublie de nous le dire. Il est toujours imbu de cette idée, que toutes les affections cutanées sont des phlegmasies. Il fait toujours la même confusion de la phlegmasie véritable avec l'état congestif ou inflammatoire, qui du reste n'est que secondaire dans la plupart des affections que nous considérons. Tout le monde sait que certaines affections peuvent s'accompagner d'un état inflammatoire sans être des phlegmasies. Le travail inflammatoire, qui se développe autour des tubercules et des cancers, n'est pas une phlegmasie. De même, dans la fièvre typhoïde, il ne vient plus à personne l'idée d'appeler phlegmasie l'état inflammatoire des follicules de l'intestin grêle.

« Si nous prenons le genre herpétides, nous y trouvons sous le nom d'*herpétides pseudo-exanthématiques*, la roséole, l'urticaire, le zona, le pemphigus, qui composaient la quatrième section, et ainsi de suite pour toutes les autres maladies : de sorte que si le lecteur veut bien jeter un coup-d'œil sur toutes ces divisions, il verra le pemphigus entrer dans six divisions distinctes de maladies; l'eczéma dans trois, et il pourrait être dans cinq divisions, car il existe des eczémas scrofuleux et syphilitiques, l'érythème morcelé en cinq autres parties ; le chancre syphilitique figurant comme phénomène local dans les affections de cause directe, et dans les syphilides comme affection propre, de sorte qu'à force d'avoir voulu catégoriser, M. Bazin a fait une classification inacceptable. »

Toute l'objection repose sur la manière différente que nous avons, M. Devergie et moi, de considérer les affections cutanées. Ce que mon savant collègue regarde comme maladie, je ne le considère que comme symptôme ; par conséquent, il ne devrait pas s'étonner de voir dans ma classification, le même symptôme figurer dans plusieurs maladies. Prenons un exemple, et choisissons une affection générique qui soit la traduction sur la peau de plusieurs états morbides très-distincts, comme l'urticaire. J'avoue que s'il n'y avait aucune différence entre les urticaires dues à l'ingestion du copahu ou des moules, l'urticaire arthritique ou dartreuse, et l'urticaire pseudo-exanthématique (fièvre ortiée), M. Devergie serait en droit de trouver ma classification inacceptable ; mais l'observation m'a, au contraire, démontré que chacune de ces variétés a des caractères spéciaux :

L'urticaire des moules s'accompagne des symptômes d'un véritable empoisonnement ; malaise général, anxiété épigastrique, vomissements, gêne de la respiration, petitesse et fréquence du pouls, gonflement de la face. L'éruption, qui est générale, se présente sous deux aspects différents : tantôt d'un rouge intense et uniforme, elle simule l'éruption de la scarlatine, tantôt elle prend la forme de l'urticaire fébrile. Il y a toujours de vives démangeaisons, et il survient souvent des accidents nerveux qui peuvent entraîner la mort.

L'urticaire copahique a une prédilection marquée pour les poignets, les malléoles, les genoux, les mains, les pieds. C'est par là que l'éruption débute et c'est là qu'elle est toujours le plus marquée. Elle se distingue de l'urticaire fébrile, en ce que les éléments éruptifs sont plus uniformément rouges, présentent un contour plus net, sont moins mobiles ; le prurit est aussi moins vif.

L'urticaire arthritique aiguë survient sous l'influence du froid. Elle est accompagnée d'une congestion intense de la peau et souvent même de petites hémorrhagies dans l'épaisseur du derme. A l'état chronique, elle est caractérisée par des tubérosités plus ou moins volumineuses, dures, accompagnées de tension, de gêne dans les mouvements, et laissant des dépressions comme cicatricielles. La coloration est vineuse comme celle de toutes les arthritides ; l'affection s'accompagne de picotements, de fourmillements qui sont bien différents des démangeaisons si vives qui caractérisent les herpétides.

L'urticaire dartreuse survient à la suite de fatigues, d'é-motions... Elle se montre dans la nuit et disparaît dans le jour. Sa couleur n'est jamais violacée, mais seulement d'un rose pâle. Le prurit est irrésistible et prive le malade de sommeil.

Enfin l'urticaire fébrile ou fièvre ortiée présente, comme tous les pseudo-exanthèmes, des prodrômes (malaise, lassi-tude, céphalalgie, fièvre) qui durent deux ou trois jours. L'é-ruption se compose de papules rosées, blanches au centre, très fugaces, dont l'apparition est successive et s'accompa-gne de gonflement de la peau et du tissu cellulaire de la région sur laquelle siégent les éléments éruptifs.

M. Devergie prétend que j'ai admis trois variétés d'eczéma et que j'aurais pu en admettre cinq.

J'en ai admis bien davantage; pour moi l'eczéma peut être :

— Artificiel, c'est à-dire le résultat de frictions irritantes.
— Parasitaire (eczéma psorique).
— Arthritique.
— Dartreux.
— Scrofuleux, et même syphilitique.

J'ai insisté sur les caractères de l'eczéma scrofuleux; mais j'ai émis des doutes sur *l'eczéma syphilitique*, le seul eczéma constitutionnel admis par les Willanistes, parce que l'affec-tion, que l'on décore de ce nom, ressemble peu à l'eczéma artificiel que l'on doit prendre pour type. Il n'y a ni prurit, ni suintement, ni croûtes; c'est une simple affection vésiculo-pustuleuse; mais ce n'est pas là un véritable eczéma. Pour M. Devergie, il suffit qu'un malade soit sous le coup de la syphilis, pour que toutes les affections cutanées intercurren-tes soient syphilitiques. Cela n'est pas acceptable, parce que les maladies constitutionnelles ne s'excluent pas.

Il est vrai que quelques affections sont sur la limite et peu-vent être produites à la fois par une cause externe et par une cause interne. M. Devergie s'étonne de voir figurer le chan-cre syphilitique parmi les affections de cause externe et parmi les affections de cause interne; il lui semble que ce classement nous oblige à des répétitions : cette objection, qui paraît sérieuse au premier abord, n'a aucune importance. Sans doute il est nécessaire d'inscrire parmi les affections de cause externe les accidents initiaux de la vérole, le chancre induré et la plaque initiale qui se distingue, à cause de cette double origine, des plaques consécutives survenues, sous la seule influence de la maladie constitutionnelle ; mais ce n'est là qu'une simple mention, et pour la description de ces accidents on renvoie le lecteur à l'histoire de la syphilis constitutionnelle, dont la plaque initiale fait partie intégrante et ne saurait être détachée sans que cela nuise au tableau symptômatologique de la maladie vénérienne.

Vous voyez, Messieurs, que si l'on veut se donner la peine d'examiner la question avec impartialité, les attaques de mon savant collègue se réduisent à peu de chose, et qu'il est difficile d'y trouver une seule preuve bien sérieuse de ce qu'il avance.

Il a été, je dois l'avouer, mieux inspiré en se rejetant sur la forme de la rédaction d'un de mes ouvrages dont il cite un passage en l'entremêlant de points d'exclamation et de nombreux *hélas*. J'accepte facilement le reproche que M. Devergie fait au style de mes phrases, n'y attachant pas, quant à moi, une bien grande importance, et ayant l'habitude de ne considérer que le fond dans un ouvrage scientifique. Mon excellent collègue me pardonnera, je l'espère, si mes livres ne sont pas empreints de l'exquise modestie que l'on trouve toujours dans les siens alliée au talent, quand je lui aurai rappelé que je n'écris pas mes leçons moi-même, et que par conséquent la responsabilité du style incombe au rédacteur.

Je termine et résume cette leçon en vous rapprochant parallèlement la doctrine de M. Devergie, celle de M. Hardy, et la mienne, persuadé que vous ne serez pas embarrassés pour voir de suite de quel côté est la vérité.

Dans ces dernières années, un cri général s'est élevé parmi les médecins pour reconnaître la nécessité d'une bonne classification des maladies de la peau. C'est pour répondre à ce besoin que M. Devergie a proposé un mode de groupement des maladies cutanées dont le principe varie. Il prend en considération tantôt l'analogie de causes et de traitement, tantôt la forme morbide, tantôt le produit ou l'accident morbide, tantôt l'origine climatérique. Selon lui, les maladies de la peau ont été trop longtemps séparées des autres maladies. Elles leur sont identiques par la forme, la nature, l'évolution, la marche, les terminaisons. Ce sont toutes des phlegmasies, et comme telles on doit les rapprocher des phlegmasies du tissu cellulaire, du foie, du poumon... je crois vous avoir démontré dans la première leçon le peu de fondement de cette doctrine; je n'y reviendrai pas.

M. Hardy, à son tour, dit : J'ai cherché pendant longtemps une bonne classification des maladies cutanées, et aujourd'hui je crois qu'il est sage de se servir tout simplement de la classification qu'on adopte pour toutes les espèces nosologiques. Il admet donc des maladies générales et des maladies locales, idopathiques et symptomatiques, protopathiques et deutéropathiques. Cependant dans la fièvre typhoïde il n'ose plus dire qu'il y a des maladies de peau; ce sont des affections cutanées fébriles !

Pour moi, les maladies de la peau ne sont pas des maladies, mais des parties de maladie. Ce sont des symptômes d'un état morbide plus général dont elles constituent une période, et, de même que, dans les fièvres continues, les taches rosées lenticulaires, les sudamina, les taches bleues, les pétéchies ne sont pas toute la maladie, ainsi, dans les maladies constitutionnelles, les affections cutanées ne représentent qu'un fragment de l'entité morbide. Le problème se réduit donc à assigner aux affections cutanées la place qu'elles occupent, la phase qu'elles représentent dans les maladies constitutionnelles; c'est ce que je me suis proposé de faire dans mes différents ouvrages. C'est à vous, Messieurs, qui avez été à même de vérifier mes doctrines au lit du malade, de juger si elles sont véritablement l'expression des faits.

QUATRIÈME LEÇON.

Des genres en pathologie cutanée.

Messieurs,

On lit à la page 14 du rapport fait par M. Ameuille, à la Société médico-pratique de Paris, sur les mémoires de MM. Gailleton et Lafont-Gouzi, dont le sujet est l'eczéma, les lignes qui suivent :

« L'école de **M.** Bazin définit l'eczéma une affection de l'enve-
« loppe cutanée ou muqueuse qui se caractérise à son début, soit
« par des taches exanthématiques, soit par des vésicules, soit par
« des fissures, soit par des pustules, soit par des squames, soit par
« des papules; qui, plus tard, provoque, habituellement le suin-
« tement d'une sécrétion séreuse ou séro-purulente de quantité
« fort variable et empesant le linge, et qui se termine enfin par
« desquamation. »

Voilà comme on écrit l'histoire ! A Dieu ne plaise qu'une pareille définition de l'eczéma soit jamais donnée par mon école. Je comprends que des médecins, connaissant peu mes doctrines et n'ayant pas étudié spécialement les affections cutanées, puissent me l'attribuer; mais j'ai peine à concevoir qu'un médecin aussi distingué que M. Ameuille, qu'un élève de M. Hardy, qui, par conséquent, devrait être au courant des opinions professées à l'hôpital St-Louis, et qui, rapporteur d'une commission chargée de décerner un prix sur l'eczéma, devrait connaître à fond la question qu'il est chargé de juger, j'ai, dis-je, peine à concevoir que M. Ameuille puisse mettre sur mon compte un pareil langage.

Il me semble, toute vanité mise de côté, que je suis assez riche de mon propre fonds sans qu'on vienne encore me faire endosser la responsabilité des opinions des autres. La définition de l'eczéma, que M. Ameuille donne comme étant la mienne, est précisément celle de M. Hardy, et je saisis cette occasion pour protester une fois de plus contre l'association que l'on fait continuellement, soit par ignorance, soit volontairement, des opinions de mon savant collègue et des miennes.

Pour moi, « l'eczéma est une affection de la peau caracté-« risée, à sa période d'état, par l'existence de vésicules peti-« tes, acuminées, agglomérées sur une surface plus ou moins « étendue, et contenant un liquide séreux et transparent, vé-« sicules qui s'affaissent lorsque le liquide qu'elles contiennent « est résorbé, mais qui le plus souvent se rompent après vingt-« quatre ou quarante-huit heures d'existence, et auxquelles « succèdent l'exhalation et la sécrétion d'un liquide séreux « et transparent qui se concrète en lamelles plus ou moins « épaisses et ensuite en une simple exfoliation de l'épi-« derme.» (Affections génériques de la peau, page 138.)

Je consacrerai la leçon d'aujourd'hui à vous montrer la supériorité de cette définition sur celle que me prête M. Ameuille, et à vous expliquer comment il était impossible que cette dernière sortît de mon école.

On procède, Messieurs, à l'étude de la pathologie par deux méthodes : l'une est la méthode analytique ou séméiologique; l'autre est la méthode synthétique ou nosologique.

Willan a adopté la méthode analytique, et, prenant pour base de sa classification la lésion élémentaire à sa période d'état, il a rangé les affections cutanées en huit classes, suivant qu'elles étaient caractérisées, dans leur phase de plus grand développement, par un exanthème, par des vésicules, des bulles, des pustules, des papules, des squames, des macules ou des tubercules. J'ai également suivi la méthode analytique; seulement je la comprends autrement et plus largement que Willan.

L'auteur anglais avait cru établir une classification de maladies ; je vous ai fait voir qu'il n'avait donné qu'une classification de lésions ou d'affections. La période d'état d'une affection cutanée est le symptôme organique le plus important ; en cela je suis d'accord avec Willan. Mais je dois ajouter que le pathologiste anglais ne s'est pas suffisamment placé au point de vue du diagnostic, et c'est là dessus que je veux un instant attirer toute votre attention.

Tout élément éruptif ne peut avoir plus de cinq périodes dans son évolution : c'est pour cela que j'ai partagé les symptômes organiques de la peau en cinq classes qui correspondent à ces transformations successives de la lésion cutanée. Prenez, par exemple, l'ecthyma syphilitique : il peut se présenter successivement à votre observation sous forme de tache, de bouton, de croûte, d'ulcère et de cicatrice. Mais chez le même malade, et dans le cours de la même éruption on peut observer à la fois des phases du début et de la terminaison.

D'un autre côté, l'éruption au lieu d'être simple est souvent composée. La peau présente un mélange de lésions différentes et à des périodes différentes de leur évolution. De sorte qu'il est facile de se tromper dans la succession des symptômes organiques en rapportant à une éruption ce qui appartient à l'autre : de là une confusion étrange des ordres et des genres.

Cette confusion, Messieurs, a existé dans la science jusqu'à Willan. C'est ainsi que, dans les auteurs grecs et latins, les mots *eczéma, lichen, pityriasis, impetigo*, etc., parfaitement connus des anciens, et fréquemment employés par eux, n'ont aucune signification précise, parce que toutes ces affections ayant entre elles des symptômes communs, et aucun auteur n'ayant fait connaître le caractère distinctif de chacune d'elles, on ne peut savoir au juste à quelle affection ils appliquaient telle ou telle dénomination. Il est même certain qu'ils devaient donner souvent un nom différent à la même affection, selon qu'ils l'observaient à telle ou telle période de son évolution.

Willan s'est donc acquis une gloire impérissable, en nous donnant les moyens d'établir une ligne de démarcation entre les formes cliniques; je dis, moi, entre les ordres et les genres des affections cutanées.

En étudiant l'évolution de la lésion élémentaire, Willan a été frappé de ce fait que le seul symptôme organique, qui lui fût exclusivement propre, était celui qui représentait la lésion à sa période d'état, de maturité ou de plus haut développement. Il importe donc, comme je viens de le dire, de rechercher, toujours, en présence d'une affection cutanée, le symptôme organique qui constitue la période d'état; mais cette période d'état ne saute pas tellement aux yeux qu'il soit facile, dans tous les cas, de la reconnaître de prime abord. Il y a plus, c'est que, dans beaucoup de cas, elle n'existe pas encore, ou bien, elle a cessé d'exister au moment où on observe le malade, et ce n'est que par la valeur séméiologique des autres symptômes, c'est-à-dire des états primitifs ou consécutifs, qu'il est possible d'arriver au diagnostic de la lésion élémentaire; de là, la nécessité de connaître la valeur absolue et relative de chacun des symptômes organiques de la peau. Je reviendrai tout à l'heure sur ce point important de séméiotique cutanée, qui manque complétement dans les œuvres de Willan.

Appliquons les données willaniques à l'étude de l'eczéma.

Si nous observons avec soin un malade affecté d'eczéma, et si nous recherchons la lésion élémentaire à son parfait développement, nous voyons que c'est une vésicule. L'affection sera donc comprise dans l'ordre des vésicules. Voilà déjà un premier pas de fait dans le diagnostic. Mais nous savons qu'il y a d'autres affections cutanées, vésiculeuses à la période d'état. Telles sont : la *gale*, les *sudamina*, la *miliaire*, l'*herpès*, la *varicelle*, l'*hydroa*. Il nous faudra donc connaître les caractères propres de la vésicule dans chacune de ces affections, pour pouvoir distinguer le genre.

Nous verrons que les vésicules de l'*eczéma* sont petites, acuminées, réunies en grand nombre sur des surfaces plus ou moins larges, qu'elles contiennent un liquide séreux.et transparent, qui, tantôt est résorbé (alors la vésicule s'affaisse), tantôt, au contraire, détermine la rupture de la vésicule et continue à s'exhaler et à se concréter en croûtes plus ou moins épaisses, auxquelles succède une exfoliation épidermique. Toutes les fois donc que, dans une affection cutanée, nous trouverons des vésicules avec les caractères que nous venons d'énumérer, nous pourrons être sûrs que nous avons affaire à un eczéma, et nous le distinguerons des autres affections vésiculeuses, où ces caractères n'existent pas.

Dans la *gale*, en effet, les vésicules sont isolées. Elles sont papuleuses à leur base, transparentes à leur sommet, qui se termine en pointe; à côté d'elles existent presque toujours des vésicules perlées.

Dans la *miliaire* sudorale, les vésicules sont moins acuminées, moins fugitives que dans l'eczéma; elles sont également plus espacées, et forment des plaques dont le contour n'est pas net. Enfin, la sécrétion séreuse, qui succède à leur rupture, est peu abondante, et se concrète en squames plus fines et moins nombreuses.

Les *sudamina* ne sont jamais accompagnés de rougeur des téguments; ils sont formés par de petites vésicules que l'on ne peut bien voir qu'en les examinant obliquement, à cause de leur extrême transparence qui les fait ressembler à des gouttes de sueur.

Les vésicules de l'*herpès* sont groupées sur des surfaces rouges et enflammées. Elles persistent intactes pendant trois ou quatre jours, et forment ensuite, en se desséchant, des croûtes dont la durée ne dépasse pas huit à dix jours, et auxquelles succèdent, soit des maculatures rougeâtres, soit des ulcérations qui guérissent rapidement. Elles sont toujours moins nombreuses et plus volumineuses que celles de l'eczéma.

Dans la *varicelle*, les vésicules sont précédées de petites taches rouges. Elles sont tantôt pointues, tantôt aplaties, tantôt conoïdes. D'abord transparentes et légèrement rougeâtres, elles deviennent opaques vers le troisième jour, puis se flétrissent et se dessèchent vers le cinquième jour, et donnent enfin naissance à des croûtes brunâtres qui tombent vers le neuvième jour.

Dans l'*hydroa*, l'éruption vésiculeuse est des plus remarquables. On observe d'abord une tache violacée sur laquelle se développe une vésicule dont le centre se dessèche rapidement, et est occupé par une petite croûte noirâtre ; tandis que, par suite de la résorption du liquide qui se fait à la circonférence vers le deuxième jour, l'épiderme macéré s'applique sur le derme. En dehors de cette zone d'épiderme, il peut se produire plusieurs cercles concentriques de vésicules dont l'évolution est successive.

Vous voyez que, dans chaque affection vésiculeuse, la même lésion élémentaire à sa période d'état, la vésicule, a des caractères particuliers, ce qui permet de reconnaître et de différencier ces affections les unes des autres, et d'en former autant de genres distincts.

La vésicule eczémateuse, avec les caractères que je vous ai donnés, est donc le signe essentiel et nécessaire du genre eczéma. C'est le seul qui soit constant ; car, je vous rappellerai que les taches congestives, qui précèdent habituellement la poussée vésiculeuse, peuvent manquer dans certains cas. J'en dirai autant du fendillement épidermique et des papilles lichénoïdes qui, du reste, sont toujours des états consécutifs à la vésiculation.

L'objection que M. Devergie fait à la définition de Willan est plus spécieuse que solide : il lui reproche de prendre, pour caractère de l'eczéma, précisément l'état que le médecin est le moins à même d'observer, à cause de sa durée éphémère : la vésiculation.

Mais, s'il est vrai que le médecin ne voit que rarement les vésicules, il ne s'ensuit pas qu'elles n'existent pas à titre de caractère constant ; et, du reste, on a toujours les renseignements des malades, qui savent très-bien dire que leur affection a commencé par des boutons pleins d'eau.

D'ailleurs, quelle est la valeur des phénomènes que M. Devergie préfère pour caractériser l'eczéma :

La rougeur? Je viens de vous dire qu'elle n'était pas constante.

La démangeaison permanente? Qui de vous n'a vu, chez nos arthritiques, et même chez nos scrofuleux, des eczémas ne s'accompagner d'aucun prurit?

La sécrétion de sérosité limpide et citrine tachant le linge en gris et l'empesant? L'eczéma arthritique est, dans la plupart des cas, au contraire, d'une sécheresse remarquable, et c'est même là un de ses principaux caractères. En outre, cette sécrétion de sérosité n'est pas propre à l'eczéma ; on la retrouve dans d'autres affections (pemphix).

Enfin, *l'état ponctué et rouge de la peau?* Sans doute, ce serait un bon signe ; mais il est impossible d'en tenir compte dans tous les cas, quand les croûtes et les squames sont abondantes.

Vous voyez donc, Messieurs, que la définition de l'eczéma ne peut reposer sur ce groupe de phénomènes, auquel notre savant collègue attache tant d'importance ; et cela, pour une bonne raison, c'est qu'aucun d'eux n'est constant.

Tous les auteurs qui se sont écartés du sens précis que Willan a donné au mot eczéma, tous ceux qui ont cru donner une définition plus complète et plus juste, en y faisant rentrer comme lésions anatomiques élémentaires caractéristiques des états qui ne sont évidemment que secondaires, et qui peuvent manquer, n'ont eu aucune idée des genres en pathologie cutanée, et n'ont introduit dans l'étude des affections génériques de la peau qu'obscurité et confusion.

M. Hardy a rejeté le progrès réalisé par Willan, en dermatologie, en définissant l'eczéma : « une affection de l'en« veloppe cutanée ou muqueuse qui se caractérise à son « début, soit par des taches exanthématiques, soit par des « vésicules, soit par des fissures, soit par des pustules, soit

« par des squames, soit par des papules ; qui, plus tard, pro-
« voque habituellement le suintement d'une sécrétion séreu-
« se ou séro-purulente de quantité fort variable, et qui se
« termine enfin par desquamation. »

C'est une suppression complète des genres ! plus d'impétigo, plus de pityriasis, plus de lichen ! Tout cela, c'est de
l'eczéma. « C'est même, dit M. Hardy, l'avantage de notre
« définition. Elle permet de grouper en *un seul genre* tant
« d'affections que l'école anatomique avait séparées et consi-
« dérait comme distinctes; seule, elle réunit et présente un
« faisceau unique de toutes ces variétés, qui ne sont, les unes
« que les périodes ou les degrés successifs d'une même ma-
« ladie, les autres que les aspects divers de cette même af-
« fection variant suivant son siége et suivant les conditions
« particulières inhérentes au sujet atteint. Malgré son appa-
« rente laxité, cette définition répond *à peine* à toutes les
« formes que peut revêtir l'eczéma, mais, du moins, nous
« signale-t-elle le lien qui les réunit toutes et nous indique-
« t-elle dès lors qu'un principe commun doit présider à leur
« thérapeutique. » Hardy (Affections cutanées dartreuses,
page 62).

Ainsi mon savant collègue n'est même pas encore satisfait!
il trouve que sa définition pourrait dire encore davantage ! il
ne lui coûterait pas plus d'y faire entrer les huit formes de
Willan; elle serait alors complète ! On ne peut pas ainsi,
Messieurs, et vous le comprenez aisément, supprimer d'un
trait de plume tous les genres; une pareille confusion
n'existe pas heureusement dans la nature. Une telle méthode, en privant le diagnostic de toute précision, fait rétro-
grader nécessairement la science et la ramène à ce qu'elle
était avant que Willan en eût débrouillé le chaos, et y eût
fait pénétrer la lumière.

M. Hardy prétend que la simplicité apportée par Willan
dans le diagnostic est plus apparente que réelle, parce que la
lésion élémentaire, prise pour base par le médecin anglais,
a une durée éphémère, et que, du reste, il n'est pas philoso-

phique de ne prendre pour base d'une classification que le point de départ de la maladie. Il fait encore d'autres objections aux Willanistes. Ainsi, dit-il, la lésion élémentaire peut varier pour la même maladie; de plus, la méthode de Willan ne donne aucune indication pronostique et thérapeutique, et enfin elle a le tort de rapprocher des maladies qui n'ont entre elles de rapport que la lésion élémentaire comme la gale et l'eczéma, la variole et l'acné, et d'éloigner des maladies analogues, comme l'eczéma et l'impétigo. En dernier lieu, l'importance exagérée accordée à la forme des éruptions multiplie à l'infini les genres, les espèces et les variétés.

Ces reproches seraient fondés en partie, si, comme Willan, on croyait, avec la méthode séméiologique, établir une classification de maladies. Mais quand on ne l'accepte que pour la détermination des genres, en se réservant de la compléter par la méthode synthétique pour la question de nature, elle est excellente et très pratique.

M. Hardy reconnaît qu'elle est un bon guide pour nous mener au diagnostic de la lésion cutanée élémentaire. Que lui importe? les lésions élémentaires pour lui n'ont pas d'importance, puisque dans les prétendus genres qu'il admet, dans l'eczéma par exemple, presque toutes peuvent s'y retrouver.

Quant au reproche d'avoir accordé trop d'importance à la lésion élémentaire, et d'avoir ainsi multiplié les genres, les espèces, et les variétés, il n'est pas fondé, puisque Willan a précisé en prenant pour base de son classement une lésion constante, la période d'état, et a ainsi limité le nombre des affections génériques.

Ce qui a amené M. Hardy à supprimer les genres en dermatologie, c'est qu'il est élève exclusif d'Alibert. Il me range aussi parmi les élèves d'Alibert; c'est une erreur contre laquelle je proteste hautement, car s'il est vrai que j'ai employé la méthode synthétique pour arriver à la connaissance de la nature des affections et, qu'à ce titre, on puisse me dire

Alibertiste, il est également juste d'ajouter que j'ai fait une part beaucoup plus large que M. Hardy à la méthode analytique en admettant complètement les travaux de Biett et de Willan, pour arriver au diagnostic des genres, et que par conséquent je suis aussi Willaniste. Je dirai plus, j'aime mieux être l'élève de Willan que celui d'Alibert, et en voici la raison :

Qu'est-ce qu'Alibert nous a enseigné? L'emploi exclusif de la méthode nosologique l'a conduit à rapprocher des maladies dont les lésions cutanées sont essentiellement différentes. Sa classification n'est ni une classification nosographique, ni une classification de symptômes, mais un rapprochement arbitraire de maladies qui ne saurait servir en rien au diagnostic des symptômes et des lésions, non plus qu'au diagnostic des maladies.

La séméiotique de la peau manque complétement dans les œuvres de M. Hardy. Il a adopté sans restriction la méthode nosologique d'Alibert, et n'a accepté en réalité de Willan que les dénominations. Il a bien pris dans Lorry et dans Alibert la définition de la dartre ; mais au lieu d'en faire, comme eux, un genre à part, le genre *herpès*, il l'a accolée au mot eczéma. Il s'est persuadé ainsi qu'il avait admis le progrès Willanique, et qu'il l'avait perfectionné au point de vue de la nature.

La méthode Alibertiste a conduit notre excellent collègue à poser catégoriquement la dartre, et l'a amené à nier les ordres et les genres. Si on lui objecte que souvent le traumatisme, une friction irritante par exemple, produit de l'eczéma, comme pour lui l'eczéma est toujours une forme de la dartre, et que l'affection artificielle dont nous parlons, n'a aucun des caractères des dartres, il est forcé de leur refuser le nom d'eczéma et de l'appeler un *érythème vésiculo-pustuleux*.

M. Hardy ne voit rien entre la maladie et la lésion. Pour lui, le genre est un type idéal. Il ne vous a pas fallu, Messieurs, observer longtemps nos malades pour voir combien cette opinion est fausse, et pour vous apercevoir comment il était impossible, en bonne logique, de ne pas admettre de genres.

Qu'est-ce donc qu'un *genre*?

C'est une affection commune à plusieurs maladies, ayant un certain nombre de caractères que l'on doit toujours retrouver dans les différentes espèces, avec des modifications légères qui, tout en imprimant un cachet spécial aux affections génériques suivant la maladie dont elles sont la manifestation, laissent cependant parfaitement reconnaissables les traits principaux auxquels on reconnaît cette affection.

Je vous ai dit, messieurs, que l'existence des genres ne pouvait se nier. M. Hardy lui-même nous en fournira des exemples.

Ne le voyons-nous pas admettre en réalité un psoriasis syphilitique, quoiqu'il n'ose lui donner ce nom, et avouer qu'il ressemble beaucoup au psoriasis dartreux? Il y a donc un genre psoriasis !

De même pour l'acné qui est rangée dans les inflammations, dans les hypercrinies, dans les syphilides (syphilide acniforme). La négation des genres est donc chez lui plus apparente que réelle.

En résumé Willan, avec la méthode analytique, a rendu d'immenses services, et a jeté les bases de la séméiotique cutanée, tout en croyant établir un classement nosologique.

L'école d'Alibert, en appliquant faussement la méthode synthétique à l'étude des lésions, n'a produit que de la confusion dans l'étude de la dermatologie.

Je n'ai pas adopté une méthode à l'exclusion de l'autre; mais je les ai employées toutes deux dans de justes limites. La méthode analytique m'a guidé pour tout ce qui est séméiotique de la peau ; la méthode synthétique m'a servi à établir le classement des maladies et la classification correspondante des affections spéciales. De là la différence qui me sépare de M. Hardy dans la manière de comprendre l'eczéma.

Pour M. Hardy, l'eczéma est toujours une forme de la dartre dont il présente les principaux caractères. Dans sa définition il fait bon marché de la lésion élémentaire, qui, dit-il, est très variable, ce qui revient à n'en point admettre de caractéristique ; l'eczéma pour lui n'est pas une affection, c'est une maladie idiopathique.

Pour moi, l'eczéma n'existe pas comme entité morbide. C'est une affection générique appartenant à l'ordre des vésicules, que l'on retrouve dans plusieurs maladies dont elle ne doit être considérée que comme la manifestation. C'est ainsi qu'on peut avoir des eczémas traumatiques, scrofuleux, herpétiques, arthritiques.

Il vous est facile de voir, Messieurs, que du côté de M. Hardy, il n'y a qu'obscurité et incertitude, tandis que la définition Willanique brille au contraire par la clarté et la précision.

Cette étude des genres vous permettra de poser un diagnostic avec une sûreté presque mathématique. Devant une affection cutanée, vous avez toujours à résoudre le triple problème de la lésion élémentaire, de l'affection générique et de la nature. Je ne saurais trop vous le répéter, parce que c'est là le point capital dans l'étude de la pathologie cutanée.

Comment arrivez-vous au diagnostic de la lésion élémentaire ? Je vous l'ai déjà dit dans une des dernières leçons ; c'est l'observation pure et simple qui vous y conduit. Il n'est pas besoin d'un grande habileté pour reconnaître que l'on a affaire à une tache, à un bouton, à une exfoliation, à un ulcère, à une cicatrice. Poussant plus loin votre investigation, il vous est facile de voir si une tache est sanguine ou pigmentaire, si un bouton est solide ou liquide ; si c'est une vésicule, une bulle (boutons séreux), ou une pustule (bouton purulent).

La tache sanguine sera extra ou intra-vasculaire ; la première peut être congestive ou inflammatoire ; mais pour savoir si la tache congestive est une tache initiale, une simple maculature, ou si elle constitue la période d'état de l'affection, il est nécessaire de bien connaître la valeur absolue et relative des taches, c'est-à-dire de bien posséder les éléments de la sé-méiotique cutanée.

Voilà donc une premier moyen de diagnostiquer la lésion élémentaire. On peut y arriver par un autre procédé, par l'étude des genres; ainsi nous avons vu précédemment que, dans l'eczéma, on n'était appelé qu'exceptionnellement à voir les vésicules, à cause de leur durée éphémère. Mais aurons-nous besoin de voir les vésicules pour déclarer l'affection vé-siculeuse? Non certainement, et quand nous aurons sous les yeux une affection cutanée caractérisée par des surfaces d'un rouge ponctué, avec un suintement plus ou moins abon-dant, et des croûtes plus ou moins humides, nous pourrons être sûrs que la lésion élémentaire a été une vésicule. Il est vrai d'ajouter que cette méthode présente des écueils souvent difficiles à éviter pour les médecins peu expérimentés, c'est que l'on prend quelquefois pour la lésion élémentaire elle-même, des états qui ne sont que consécutifs et qu'il faut une certaine habitude pour reconstituer par la pensée la lésion élémentaire à sa période d'état; ce qui explique les erreurs si fréquentes que l'on fait dans le diagnostic des genres. Ainsi dans l'eczéma, par exemple, en s'attachant à ces phases consécutives de l'éruption, on peut croire à un pityriasis, à un psoriasis, à un lichen, suivant que l'on observe l'affection à une période où elle présente de petites squames furfura-cées, des squames larges et sèches, ou enfin des papules.

Le diagnostic de l'affection générique repose tout entier sur la connaissance de la lésion élémentaire. Il jette dans le plus grand embarras ceux qui ne veulent pas admettre de genres. Je vais vous en citer des exemples.

Vous savez que les éruptions dues à la présence de l'aca-rus de la gale prennent souvent la forme de l'eczéma; tous les dermatologistes les désignent sous le nom d'eczéma psorique. M. Hardy ne peut leur donner que le nom de gale vésiculeuse.

Il en est de même de la mentagre, affection pustuleuse, qui, pour moi, peut être artificielle, parasitaire ou arthritique,

M. Hardy n'admet que le sycosis parasitaire; or comme l'observation lui a démontré que tous les sycosis ne guérissaient pas par les parasiticides, il est forcé de faire rentrer les autres variétés dans l'eczéma dont elles n'ont aucun caractère.

Vous avez pu observer chez nos arthritiques, de ces taches d'un rouge vineux dont les bords sont nettement arrêtés et relevés au dessus des parties environnantes, dont la forme est régulièrement arrondie, je veux parler de l'érythème marginé.

Quelquefois l'éruption va jusqu'à la vésiculation; il y a un véritable herpès circiné qui pour moi, est une manifestation de l'arthritis. Pour M. Hardy, tous les herpès circinés sont parasitaires; il n'est pas étonnant après cela, que MM. Cazenave et Chausit viennent dire aux médecins qui admettent des affections parasitaires : Vous dites que l'herpès circiné est produit par un parasite; nous l'avons recherché avec soin et nous ne l'avons pas trouvé dans tous les cas. Puisque le parasite n'est pas constant, il n'est donc que secondaire.... Ils ont confondu l'érythème marginé arthritique avec l'herpès circiné parasitaire; on s'explique ainsi qu'ils aient trouvé le champignon dans un cas, et qu'ils ne l'aient pas vu dans l'autre.

Il y a une affection très grave, caractérisée par des tumeurs grosses comme des tomates et finissant par donner naissance à des ulcères fongueux, livides et d'un aspect tout particulier. Vous avez tous reconnu le mycosis fongoïde. Les tumeurs du mycosis sont précédées de plaques érythémateuses et lichénoïdes. M. Hardy, n'admettant pas de genre, sera forcé d'en faire une dartre (*lichen hypertrophique*), ce qui est un contresens évident; car le mycosis n'a jamais eu les caractères assignés aux dartres par notre savant confrère.

Enfin il est certaines affections qui se transforment *in situ*. Je vous ai parlé de l'impétigo, se changeant peu à peu en scrofulide maligne, de l'acné en lupus acnéïque, de l'eczéma en scrofulide ulcéreuse. Pour moi, ces différentes formes de l'affection cutanée correspondent à autant d'affections génériques qui sont les manifestations d'une même entité, la scrofule. M. Hardy, pour être logique, devrait admettre que l'affection a été d'abord une dartre, et est devenue ensuite une scrofulide maligne. Mais il préfère nier le fait et dire qu'on n'observe jamais de ces transformations, ce qui est une grande erreur.

Nous arrivons en dernier lieu au problème de la nature de l'affection générique observée.

Comment, Messieurs, peut-on parvenir à reconnaître que telle ou telle affection est arthritique plutôt que scrofuleuse, herpétique ou syphilitique ? Je vous l'ai déja dit, la maladie déteint sur le symptôme : les affections, tout en conservant les caractères fondamentaux qui distinguent les genres, présentent une physionomie particulière dans chaque maladie, et offrent des variétés dans la forme, la couleur, le siége, le mode d'évolution et de terminaison....... des éruptions, variétés qui permettent de les rattacher à des entités morbides distinctes.

Mais les caractères objectifs des affections cutanées ne constituent pas l'unique source d'indications propres à nous en révéler la nature ; pour compléter le diagnostic, il faut encore interroger les antécédents du malade, ceux de sa famille, s'enquérir des résultats de la thérapeutique déja mise en usage, etc., etc. Le cadre restreint de cette leçon ne me permet pas de revenir sur un sujet que j'ai traité et longuement développé dans les leçons des années précédentes. Je terminerai par une remarque importante, c'est que quelquefois les caractères particuliers de l'espèce sont si tranchés qu'ils obscurcissent ceux du genre et de l'ordre. Cela arrive fréquemment dans la syphilis, et vous verrez souvent des médecins très-instruits n'être nullement embarrassés pour déclarer syphilitique une éruption dont ils auraient peine à déterminer le genre et même la lésion élémentaire.

CINQUIÈME LEÇON.

—

Messieurs,

Dans cette leçon je me propose de répondre aux objections que l'on a élevées contre l'arthritis et les arthritides.

Ces objections (et le nombre en est fort considérable) nous offrent d'abord ceci de curieux à noter qu'elles ne se ressemblent nullement au point de vue de la forme et du fond, et souvent même se contredisent de la manière la plus formelle. C'est ici le cas d'appliquer le vieil adage :

Tot capita, quot sensus.

« L'arthritis n'existe pas ; la goutte et le rhumatisme sont deux « maladies essentiellement différentes.

Hardy; Monneret.

L'arthritis existe comme maladie constitutionnelle ; mais les affections cutanées arthritiques n'ont pas de caractères propres à faire reconnaître leur origine.

Gérin Roze (*de l'arthritis*, thèse inaugurale, 1861)

« L'arthritide est de Lorry. »

Devergie (*Traité pratique des maladies de peau*, 3ᵉ édit., p. 69)

La goutte et le rhumatisme engendrent des affections de peau qui n'ont pas de caractères spéciaux.

Monneret et autres.

Les arthritides de M. Bazin sont des dartres légèrement modifiées par le tempérament et la constitution.   HARDY.

Les eczémas, les hémorrhoïdes, les douleurs rhumatismales
coexistent souvent chez le même sujet. Cet ensemble d'affections
ne constitue qu'une manifestation de l'*herpétisme*.

LAFONT GOUZI (mémoire cité).

« Nous nous croyons en droit de faire à M. Bazin le reproche
« d'avoir compliqué d'un élément nouveau le diagnostic des ma-
« ladies de peau, alors qu'il ne nous donnait pas les moyens suf-
« fisants pour y arriver avec certitude. »

CORNIL (*Archives de médecine*, juin 1862.)

Je répondrai d'abord à ceux qui rejettent l'arthritis comme
unité pathologique, qui, ne voulant admettre aucune assimi-
lation de la goutte au rhumatisme, établissent entre ces deux
formes morbides des différences fondamentales.

Chomel, dont personne ne mettra en doute la vaste expérience, faisait, au commencement de sa carrière médicale,
la distinction entre la goutte et le rhumatisme. Plus tard,
une appréciation plus rigoureuse des faits lui démontra que
cette distinction ne reposait que sur des signes de peu de valeur, et il ne fit qu'une seule entité morbide de ces deux variétés de l'arthritis. Et cependant Chomel n'avait vu de l'arthritis que les manifestations articulaires et viscérales;
qu'eût-il donc dit s'il avait été à même d'en observer les manifestations cutanées ?

Permettez-moi, Messieurs, de vous rappeler en quelques
mots combien sont illusoires les caractères que l'on a donnés comme distinctifs entre les deux maladies :

On a dit que la goutte était la maladie des riches, des gens
qui se nourrissent bien et vivent dans l'oisiveté; que le
rhumatisme s'observait surtout dans les classes pauvres,
chez l'ouvrier soumis à une mauvaise alimentation et exposé
à toutes les intempéries des saisons. Rien, Messieurs, n'est
plus faux. Allez à Bicêtre; allez à la Salpêtrière; allez dans
les asiles où se réfugie le pauvre, et vous verrez que la goutte
y sévit pour le moins autant que dans la classe riche.

On a prétendu que la goutte attaquait les petites articulations, et le rhumatisme les grandes ; que l'une produisait des concrétions articulaires que l'on ne retrouvait pas dans l'autre.

Il suffit d'avoir vu un grand nombre d'arthritiques pour savoir que rien n'est absolu dans ces signes ; qu'il est fréquent de voir le rhumatisme envahir les petites articulations et la goutte les grandes, de voir la maladie donner lieu, dans l'un et l'autre cas, à la même série de phénomènes locaux. Quant aux concrétions topheuses, on les retrouve dans l'une et l'autre forme. Dans chacune des deux variétés, les urines sont chargées d'urates.

Du reste, qui de vous n'a observé ces exemples si fréquents de personnes ayant eu des rhumatismes dans leur jeunesse et la goutte dans un âge plus avancé ? — Direz-vous, dans ce cas, que le même sujet a eu deux maladies différentes ? n'est-il pas plus rationnel d'admettre tout simplement qu'il était sous l'influence d'une même maladie constitutionnelle, l'arthritis ?

La différence entre la goutte et le rhumatisme est si peu radicale, en théorie comme en pratique, qu'il est des cas où les plus ardents défenseurs de la séparation de ces deux formes morbides sont obligés eux-mêmes de confesser en quelque sorte leur identité de nature et d'admettre un moyen terme, un anneau de transition de l'une à l'autre, le rhumatisme noueux.

Il me semble que ces raisons (et il en est bien d'autres) sont assez péremptoires pour que l'on soit autorisé à réunir, sous le nom d'*arthritis*, les manifestations articulaires de la goutte et du rhumatisme. La chose n'est d'ailleurs pas nouvelle, ainsi que nos adversaires pourront s'en convaincre, s'ils veulent bien se donner la peine de relire les auteurs qui ont écrit jusqu'à Baillou ; ils y verront que presque tous admettaient l'arthritis comme unité pathologique indivise, et que par conséquent cette maladie n'est pas, comme on l'a dit, éclose un beau matin dans notre cerveau.

Aurais-je copié l'arthritis et les arthritides dans Lorry ?

C'est une assertion tout à fait contraire à la vérité, et M. Devergie, qui lance cette accusation, aurait dû au moins l'appuyer sur des preuves plus sérieuses qu'une simple affirmation. Que ne cite-t-il les textes ? J'en suis à me demander si mon très-honoré collègue a lu Lorry. Quant à moi, j'ai longtemps cherché dans cet auteur, sur la foi de M. Devergie, les passages pouvant se rapporter au sujet qui nous occupe ; je n'ai jamais trouvé, et je suis persuadé que M. Devergie n'a pu trouver davantage, rien qui ressemble, de près ou de loin, à ma classe des arthritides. Ce que j'ai vu, et ce que vous pouvez tous voir, c'est que Lorry, comme tous les médecins de l'antiquité, comme tous les bons esprits, avait signalé la coïncidence d'affections cutanées avec la goutte et le rhumatisme. Je n'ai jamais contesté ce fait ; mais il y a loin de là à admettre l'arthritis comme unité morbide, à en décrire l'évolution, et à donner des caractères particuliers pour reconnaître les arthritides, même en l'absence des manifestations articulaires.

Répondons maintenant aux adversaires des arthritides. Ils se partagent en deux camps :

Les uns (Monneret, Gérin Roze) veulent bien admettre des affections cutanées se produisant sous l'influence de la goutte et du rhumatisme, mais ils repoussent en même temps comme illusoire tout caractère pouvant servir à les différencier des autres affections cutanées.

Pour les autres, les arthritides sont des dartres. C'est l'opinion de M. Hardy, et avant lui d'Alibert.

Aux premiers je dirai : à quoi sert-il d'admettre des arthritides, si vous leur déniez tout caractère propre à en révéler l'existence ? C'est absolument comme si vous n'en admettiez pas. La coïncidence pure et simple de ces affections cutanées avec les manifestations articulaires de la goutte et du rhumatisme ne prouve absolument rien, et l'on pourra toujours objecter que ce sont des complications, des manifestations d'une autre diathèse.

Je m'arrêterai davantage à la deuxième opinion.

Alibert avait établi une famille de dermatoses dartreuses avec les genres herpès, varus, mélitagre, esthiomène.

M. Hardy, son élève, a éliminé avec juste raison l'esthiomène (lupus exedens) que tout le monde range parmi les scrofulides, et le varus, qui correspond à l'acné des auteurs modernes. Il reste encore, de la classe fondée par Alibert, toutes les affections cutanées que je désigne sous le nom d'arthritides, les scrofulides bénignes, et enfin les dartres proprement dites, que M. Hardy réunit sous le nom commun de dartres.

Chaque année, mon savant collègue fait un siége en règle des arthritides ; il s'étend toujours complaisamment sur les mêmes objections, quoique j'y aie répondu déjà plusieurs fois. Dans ses leçons sur les affections cutanées dartreuses, il a reproduit avec de plus grands développements la même argumentation ; il y a déployé toutes les ressources de sa dialectique. Quelque facile que soit la réfutation de son système, je vous demanderai la permission d'y revenir encore cette année : à toute attaque il faut une défense nouvelle, et le silence a quelquefois ses dangers.

« Admettons pour un instant, dit M. Hardy, l'existence de cette
« diathèse arthritique. Est-elle une cause d'éruptions cutanées ?
« Tel est le problème que nous avons à résoudre. Il n'est pas
« d'élève qui, dans les hôpitaux, n'ait vu bon nombre de rhuma-
« tisants ; a-t-il jamais observé d'arthritides ? Malgré la loi de ba-
« lancement timidement formulée par M. Bazin, cette absence
« constante d'un signe aussi manifeste de l'arthritis nous semble
« une objection d'une grande valeur. »

(Loco citato, page 45.)

Cette dernière réflexion de M. Hardy prouve que pour bien observer il faut que l'attention soit appelée sur le sujet à observer. Si j'allais dire à M. Hardy : Vous avez eu dans votre service beaucoup de malades affectés de chancres indurés ; mais auriez-vous par hasard remarqué que ces chanères fussent habituellement accompagnés de gommes? Il me répondrait certainement qu'il n'a jamais observé cette coïncidence. Irai-je pour cela soutenir que le chancre induré et les gommes ne sont pas produits par la même maladie, la syphilis? Ce serait absurde! Il en est tout à fait de même pour l'arthritis. Chaque manifestation d'une maladie constitutionnelle a son heure marquée dans l'évolution de l'unité morbide, et de ce qu'un malade ayant une affection cutanée avec tous les caractères que j'ai assignés aux arthritides n'a pas eu de rhumatismes, cela ne prouve pas qu'il n'est pas arthritique.

M. Hardy sait, du reste, aussi bien que moi que l'on diagnostique souvent et avec raison, soit une syphilide, soit une scrofulide, bien que l'on ne puisse découvrir aucun antécédent syphilitique ou scrofuleux. Pourquoi veut-il donc faire du rhumatisme l'antécédent obligé de l'arthritide?

La loi de balancement entre les manifestations cutanées et les manifestations articulaires de l'arthritis, qui est mise en doute par M. Hardy, est bien connue des médecins qui se sont donné la peine de suivre consciencieusement le malade. Ce balancement n'est pas un fait nouveau, et Lorry a dit depuis longtemps que, dans les familles de goutteux les uns avaient des attaques de goutte sans affections cutanées, les autres des affections cutanées sans manifestations articulaires.

D'ailleurs, il est faux de dire avec mon excellent collègue que les arthritides ne se voient jamais dans le cours du rhumatisme et de la goutte. M. Bouillaud, Legroux et beaucoup d'autres auteurs ont, au contraire, fréquemment observé ces coïncidences que vous avez pu vous-mêmes constater aujourd'hui chez trois de nos malades de la salle Sainte-Foy : au n° 3, je vous ai montré une femme déjà âgée qui présentait à la fois une attaque de goutte aiguë et une poussée de pemphigus aigu ; vous avez vu également, au n° 10, une autre malade qui a, en même temps qu'un érythème herpétiforme de la face dorsale des mains et des avant-bras, un rhumatisme des deux genoux et de l'articulation tibio-tarsienne gauche ; et enfin une troisième, au n° 40, nous offrait l'exemple d'un érythème noueux des jambes ainsi que d'un érythème papulo-tuberculeux de la face et du dos des mains existant en même temps qu'un rhumatisme des genoux et des poignets.

Ce qui fait que les élèves de M. Hardy ne peuvent reconnaître ces coïncidences, c'est qu'ils les regardent comme des complications : ce sont des maladies accidentelles de la peau ou bien des dartres survenant accidentellement chez des rhumatisants.

Mais voyons un peu les autres arguments de M. Hardy :

« Les indications que donne M. Bazin concernant le *siège* des
« arthritides sont, il faut l'avouer, assez élastiques, puisque, sauf
« le dos, le ventre et le segment moyen de la cuisse, il énumère
« toutes les régions du corps. Encore trouvons-nous, malgré le
« vague de cette localisation, plusieurs contradictions soit dans les
« observations citées par lui (Observ. IV, p. 338 ; observ. VIII,
« p. 344), soit dans le texte de son ouvrage, qui contient les
« phrases suivantes :

« *Toutes les parties de la peau peuvent être le siége de l'urticaire*
« *arthritique,* p. 106) ; et plus loin, parlant du pityriasis rubra :
« *Il se développe,* dit-il, *ordinairement sur la face, le cuir chevelu*
« *et le tronc, très-rarement sur les membres.* A propos de l'herpès
« arthritique, nous trouvons encore la phrase suivante : *L'herpès*
« *arthritique se manifeste sur toutes les parties du corps et plus par-*
« *ticulièrement sur les lèvres, les joues, le cou, la poitrine et les bras;*
« *mais il se développe aussi sur les membres inférieurs, le tronc, le*
« *prépuce, les grandes et les petites lèvres, le col de l'utérus... de telle*
« *sorte que l'éruption occupe la plus grande partie de la peau dans*
« *l'espace d'un mois à six semaines* (p. 202). — Voyez encore l'ob-
« servation IX, où M. Bazin nous présente un pemphigus arthri-
« tique, qui se termina par la mort à une époque où les bulles
« avaient envahi toute la surface du corps et de la muqueuse buc-
« cale (p. 347). — Joignons y un psoriaris également arthritique
« (p. 351) où l'éruption, débutant par un point limité, ne tarda pas
à se généraliser. — Et que ferons-nous alors de cette proposi-

« tion : l'*arthritide ne se généralise jamais*? L'examen de tels faits
« ne nous amènerait-il pas à reconnaître deux sortes d'éruptions
« arthritiques, l'une se développant sur des points électifs limités,
« l'autre occupant toute la surface du corps? Si bien que nous ne
« pouvons plus tirer aucun caractère positif du siége de l'affec-
« tion, et qu'on serait presque en droit, en se basant uniquement
« sur ce signe, de multiplier les espèces, et de créer deux variétés
« distinctes avec les différentes manifestations de la même maladie.
« Ceci, il faut l'avouer, devient plus que de l'obscurité. » (p. 48, 49.)

Toute l'obscurité est du côté de M. Hardy. Que veut-il dire
avec ses *espèces* et ses *variétés distinctes* faites des différentes
manifestations de la même maladie? Je regrette qu'il ne s'explique pas davantage là-dessus, et, quant à moi, il me semble
que j'ai donné à ces mots un sens assez précis pour qu'on ne
puisse faire aucune confusion. Dans cette argumentation,
que se propose-t-il? De démontrer que mes arthritides n'existent pas et qu'on doit les faire rentrer dans la classe des dartres. Pour y arriver, il prend tour à tour le siége, la forme, la
couleur, l'absence de prurit, etc..., et montre qu'un de ces
signes peut manquer. Puis il conclut du particulier au général. Mon savant collègue ne prouve rien en voulant trop
prouver. Pourquoi vouloir qu'il en soit autrement dans la
pathologie cutanée que dans la pathologie ordinaire? Et, pour
citer des exemples, ne voit-on pas, dans les fièvres éruptives, manquer le signe le plus caractéristique, l'éruption?
N'existe-t-il pas des varioles, des rougeoles, des scarlatines
incontestables sans exanthème?

Ressort-il de l'argumentation de M. Hardy que la question du siége ne soit pas importante? Nullement. S'il est
vrai que, dans les syphilides exanthématiques (*précoces*, de
M. Hardy), il n'y a pas lieu de tenir compte de ce caractère à cause de la généralisation de l'éruption, dans les syphilides circonscrites (*intermédiaires* de M. Hardy) le siége
devient utile à considérer pour le diagnostic. Pourquoi n'en
serait-il pas de même dans l'arthritis? En disant que l'arthritide ne se généralisait pas, je n'ai jamais parlé des affec-

tions pseudo exanthématiques. L'observation de pemphigus chronique généralisé, terminé par la mort, que 'M. Hardy invoque contre mon opinion est un exemple assez mal choisi. Il s'agit là d'une arthritide maligne, et, par conséquent, ne pouvant pas être comparée à la forme commune, qui est celle où l'on observe la limitation des éruptions.

Quant à l'observation XI (p. 351) de psoriasis arthritique généralisé, elle est également citée mal à propos. L'éruption occupait les parties génitales, les avant-bras, les jambes et le cuir chevelu, c'est-à-dire le siége de prédilection des arthritides. Est-ce là ce que M. Hardy appelle un psoriasis *généralisé?*

A l'occasion du pemphigus chronique, je me suis demandé bien souvent s'il n'y aurait pas lieu de fonder une classe spéciale intermédiaire aux maladies constitutionnelles et aux diathèses, et d'admettre comme plusieurs auteurs, et entre autres Jean-Paul Tessier, une classe de *maladies cachectiques* comprenant le pemphigus chronique, la maladie d'Addison, le scorbut, le diabète sucré, etc., etc., toutes maladies, qui ont pour caractère principal une atteinte profonde à la nutrition? N'allez pas croire cependant, Messieurs, qu'il y ait paresse ou obstination de ma part, si j'hésite encore à modifier sur ce point ma classification! D'autres considérations plus sérieuses me guident. C'est que, depuis quelque temps, j'ai eu l'occasion d'observer plusieurs cas de pemphigus chronique sur lesquels j'avais établi moi-même le plus fâcheux pronostic, et qui ont parfaitement guéri sous l'influence des alcalins et du perchlorure de fer. Une autre raison qui m'engage à conserver cette affection dans les arthritides, c'est que, dans les trois quarts des cas, j'ai rencontré chez les individus qui en étaient atteints des antécédents manifestement arthritiques. (1)

« La forme nummulaire et arrondie ne peut être un caractère « pathognomonique de l'arthritide, puisque cette forme se ren-

____

(1) Voir les changements que j'ai apportés, en 1865, à ma classification des arthritides.

« contre dans mainte affection de toute autre nature. On la trouve
« dans les maladies parasitaires si bien délimitées, que quelques-
« unes ont reçu le nom de circinées : elle existe dans le pityriasis
« dartreux, et nous en avons rencontré de beaux exemples chez
« des sujets qui n'offraient aucun antécédent, ni aucun caractère
« arthritique. On retrouvera ce mode de groupement dans le pso-
« riasis circiné ou lèpre vulgaire, et cette forme de développement
« existe également dans le psoriasis guttata et dans quelques autres
« variétés de dartres. Du reste, pour nous en tenir à la lettre, ou-
« vrons l'ouvrage de **M.** Bazin, et nous y trouverons l'exemple
« d'un psoriasis dartreux totalement défavorable à la doctrine que
« défend cet auteur : *Sur la partie postérieure du bras gauche, dit-*
« *il, existe une plaque rouge arrondie;... plus bas, sur la partie ex-*
« *terne de la cuisse gauche, on trouve une plaque arrondie.* (Obser-
« vation XIX, p. 362.) — A la page suivante, on lit la description
« d'un autre psoriasis également herpétique par laquelle nous
« apprenons que la poitrine et le dos offraient des cercles *complets*
« *et incomplets.* »

« En présence des faits positifs qui nous révèlent, de l'aveu
« même de **M.** Bazin, l'existence de la forme nummulaire et cir-
« cinée aussi bien dans les affections dartreuses que dans les érup-
« tions arthritiques, de même que son absence fréquente dans les
« manifestations cutanées de cette dernière espèce, nous ne pou-
« vons plus accorder qu'une bien minime valeur à un caractère
« aussi incertain. » (p. 49 et 50.)

M. Hardy confond deux formes bien distinctes : la forme
nummulaire et la forme circinée. Dans la première, les éléments éruptifs se présentent toujours sous forme de disques
pleins qui, bien qu'arrondis d'une manière générale, ne
présentent pas cette délimitation si exacte, cette régularité
parfaite de la forme circinée. Cette dernière offre l'aspect de
bandes annulaires plutôt que de disques, et quand la plaque
circinée est pleine à son centre, sa circonférence est toujours
plus nette et tranche sur le reste du cercle.

Du reste, en donnant la forme nummulaire comme caractère des arthritides, j'ai eu en vue les affections humides

plutôt que les affections sèches. Dans ces dernières, dans le psoriasis, par exemple, on retrouve souvent la forme nummulaire aussi bien dans l'espèce arthritique que dans l'espèce herpétique; mais encore faut-il faire une distinction importante.

Dans le psoriasis dartreux, la forme nummulaire ne constitue jamais qu'une phase de transition ; elle a toujours été précédée de psoriasis punctata et guttata, et elle sera suivie de psoriasis diffusa.

Dans le psoriasis arthritique, au contraire, la forme nummulaire existe dès le début et persiste jusqu'à la fin.

« Nous serons moins sévère en ce qui concerne la coloration des » arthritides. Elles offrent, en effet, dans certains cas, une teinte « violacée assez bien caractérisée; nous citerons surtout l'éry- « thème noueux, l'une des rares affections qu'on pourrait, à la ri- » gueur, rattacher au rhumatisme. Notons toutefois que cette « couleur n'appartient pas uniquement à cette classe de lésions, et « qu'elle est le propre d'un groupe plus important et plus légi- « time, celui des scrofulides. »

Pourquoi citer surtout l'érythème noueux ? Est-ce que l'érythème papulo-tuberculeux, la couperose arthritique, le lichen lividus, etc... ne présentent pas la même coloration ?

Il n'est pas tout à fait exact d'avancer que la couleur des arthritides est la même que celle des scrofulides. Elle en diffère notablement.

La coloration arthritique est d'un rouge vineux ou bien ressemble à la couleur de la framboise. Elle est essentiellement congestive, et, le plus habituellement, on y remarque des dilatations variqueuses des capillaires. Il peut même se faire dans le derme de petites hémorrhagies que l'on reconnaît facilement à ce que la rougeur qu'elles causent ne disparaît pas sous la pression du doigt et passe par toutes les teintes de l'ecchymose. Cette disposition hémorrhagique est tout à fait spéciale à l'arthritide et ne se retrouve jamais dans la scrofulide, dont la rougeur bleuâtre et blafarde disparaît complétement à la pression. La coloration est caractéristique non-seulement pour les affections cutanées, mais encore pour les manifestations viscérales de l'arthritis.

Je vous ai annoncé que l'arthritique mourait souvent d'un cancer. J'admets donc un cancer arthritique, que je distingue du cancer diathésique, et auquel j'attribue des caractères spéciaux.

Ces signes distinctifs, je les ai longtemps cherchés, et aujourd'hui je peux rassembler une vingtaine de faits tendant à prouver que le cancer arthritique n'est autre que la production morbide désignée sous le nom de *fongus hématode* ; or, vous savez que ce fongus est précisément caractérisé par la vascularisation et la dilatation phlébectasique des vaisseaux portées à un point tel que le tissu malade, mollasse et d'une couleur lie de vin, ressemble à une éponge gorgée de sang. Cette dilatation des vaisseaux les prédispose à la rupture ; de là les petits kystes sanguins que l'on voit dans cette forme de cancer et ces hémorrhagies si abondantes, qu'il ne faudrait pas toujours considérer comme le résultat exclusif du travail ulcératif.

« La nature des produits excrétés ne saurait guère mieux nous « guider dans notre diagnostic. M. Bazin nous parle de la séche- « resse des éruptions ; mais quel psoriasis arthritique ou dartreux « est jamais humide ? Quel eczéma, arrivé à sa troisième période, « n'est desséché et recouvert de squames ? »

Vous voyez, Messieurs, que mon contradicteur se bat contre des moulins à vent. En vérité, de pareilles objections ne mériteraient pas qu'on s'y arrêtât, si elles n'émanaient d'un homme aussi éminent que M. Hardy. Qui a jamais dit que le psoriasis fût humide, et que vient faire cette affection qui n'est nullement en cause ? Mon savant collègue confond un caractère restreint avec un caractère absolu, général. C'est comme s'il venait dire que le râle crépitant de la pneumonie ne signifie rien parce qu'on le retrouve dans d'autres maladies du poumon. Je n'ai jamais contesté qu'un eczéma, quelle que fût du reste sa nature, ne pût être desséché et recouvert de squames à sa troisième période. Ce que j'ai dit et

ce que je maintiens, c'est que l'eczéma arthritique présente
le plus ordinairement ce caractère de sécheresse dès son début et le conserve jusqu'à la fin, ce qu'on ne voit pas dans
les autres espèces] d'eczéma.

« La multiplicité des lésions élémentaires ne forme pas plus un
« caractère particulier de l'arthritisme que de la dartre et de la
« syphilis. Ce mélange et cette multiplicité existent, il est vrai,
« dans ce que M. Bazin a décrit sous le nom d'arthritides ; mais ne
« voyons-nous pas chaque jour les vésicules d'un eczéma dartreux
« type se mêler aux pustules de l'impetigo, s'accroître et simuler
« la bulle, ou enfin se confondre pêle-mêle avec les papules du li-
« chen ? Que de fois les taches exanthématiques de la roséole sy-
« philitique ne se compliquent-elles pas d'une éruption papuleuse ?
« Que de fois encore ne se recouvrent-elles pas de squames ! Ce
« mélange existe donc réellement ; rien même n'est plus fréquent ;
« mais on le rencontre dans la syphilis et dans la dartre comme
« dans l'arthritis, si bien que nous ne saurions à aucun titre y
« voir un caractère spécifique des éruptions symptomatiques de
« cette dernière diathèse. » (p. 50 et 51.)

Non, nous ne voyons pas tous les jours les vésicules d'un
eczéma dartreux type se mêler aux pustules de l'impétigo,
s'accroître et simuler la bulle, et enfin se confondre pêle-mêle
avec les papules du lichen. Je m'inscris en faux contre cette
proposition, qui ne peut être vraie qu'à la condition de confondre tous les genres et de faire rentrer la plus grande partie des affections cutanées dans l'eczéma, à l'exemple de mon
estimé collègue qui, du reste, est le seul de son avis.

Je ne conteste pas cette multiplicité des lésions élémentaires dans la syphilis. Mais qui ira jamais confondre une
syphilide avec une arthritide ? Les caractères objectifs des
deux affections sont bien différents et ne permettent pas
l'hésitation. Je comprendrais plutôt que l'on confondît l'arthritide avec une éruption artificielle où les lésions élémentaires sont également multiples. Et cependant, là encore la
connaissance des antécédents lève tous les doutes. Quant à

la dartre, jamais on n'y voit le mélange des différentes lésions, et toujours on observe des affections simples.

« La récidive, d'après notre savant collègue, aurait toujours
« lieu à la même place et constituerait ainsi un caractère différentiel
« important entre la dartre et l'arthritis. Pour ruiner cette asser-
« tion, nous n'avons qu'à user des armes que nous fournit M. Bazin,
« et à retourner une fois encore aux observations qui servent à
« appuyer les lois qu'il a voulu formuler : nous y trouverons l'his-
« toire d'un psoriasis qui siége sur un avant-bras et sur le dos
« des mains (Observ. XI, p. 351). Tournons quelques feuillets ;
« relisons l'histoire d'un autre fait que nous avons déjà eu l'oc-
« casion de citer (Observ. IX, p. 347) et jugeons par nous-mêmes
« de la valeur et de la constance des récidives sur place. »

Les faits que cite M. Hardy ne sont pas aussi probants qu'il
le croit contre mes doctrines. Le premier est un fait exceptionnel et ne peut infirmer la règle ; quant au second, il
m'est complétement impossible d'y voir un cas de récidive,
puisqu'il est dit que l'affection n'a jamais quitté le malade.
Elle s'est montrée d'abord sur une main, puis a envahi l'autre sans quitter la première. Est-ce là ce que M. Hardy appelle récidive ? Pour moi, je n'y vois qu'une extension de
l'affection.

Vous savez, Messieurs, que j'ai encore donné comme caractères des arthritides, d'une part l'asymétrie, de l'autre
la nature du prurit, qui consiste plutôt dans des picotements
et des élancements que dans de véritables démangeaisons.
Poursuivant son argumentation, M. Hardy attaque également ces deux caractères, et, à force de recherches, il a pu
trouver dans les observations que j'ai citées quelques faits où
ils n'existent pas. Il en tire sa conclusion ordinaire, c'est que,
puisqu'ils peuvent manquer et se retrouver dans des affections d'une autre nature, ils ne sont pas spéciaux à l'arthritis.

Toute l'argumentation de M. Hardy repose sur des vices
de logique. Il conclut du particulier au général. Pour détruire l'arthritis, il ne suffit pas, comme le fait mon savant
collègue, de prendre chaque caractère en particulier et d

démontrer qu'on ne le retrouve pas dans tous les cas. A ce
compte, peu d'entités morbides, même de celles que tout le
monde admet sans conteste, résisteraient à une telle manière
de procéder, car il n'est aucune affection dont un ou plusieurs
signes même importants ne puissent manquer. Il faut démontrer qu'il n'y a aucune relation entre les manifestations
cutanées et les manifestations articulaires et viscérales de
l'arthritis, quand l'observation de chaque jour prouve le
balancement qui existe entre elles ; il faut s'attaquer à l'ensemble des caractères des arthritides ; il faut surtout s'appuyer sur des faits et ne pas s'en tenir à de simples affirma-
tions, comme le fait M. Hardy.

« Malgré toutes ces contradictions, malgré la nullité de tous les
« signes que nous venons de passer en revue, nous ferions cepen-
« dant abstraction de toutes les erreurs et de toutes les singula-
« rités que nous rencontrons dans la théorie de l'arthritis, pour nous
« ranger à l'opinion de notre collègue, si nous avions pu constater
« l'efficacité d'un traitement spécial et particulier à cette dia-
« thèse... Malheureusement, sous ce rapport, rien n'est venu
« confirmer les divisions établies par M. Bazin. Aujourd'hui, nous
« avons eu à traiter trop de sujets atteints de prétendues arthri-
« tides pour baser quelque espoir sur l'emploi isolé des médica-
« tions anti-arthritiques. Non-seulement elles ne nous ont presque
« jamais fourni que des insuccès; mais nous avons toujours vu les
« médications antiherpétiques en triompher mieux que toute autre
« et les guérir aussi vite et aussi sûrement que les affections dar-
« treuses les mieux dessinées. Les cas réfractaires à la thérapeu-
« tique des dartres l'ont été également à l'emploi des alcalins;
« aussi, jusqu'ici, rien ne nous autorise-t-il à séparer du groupe
« des dartres quelques-unes des manifestations morbides qui lui
« appartiennent légitimement, et qu'on s'efforce de ranger dans
« la classe nouvelle des arthritides. »

Je m'explique difficilement que M. Hardy n'ait jamais eu
que des insuccès dans le traitement des dartres par les alcalins, quand des observateurs aussi distingués que MM. Cazenave, Devergie et Gibert ont vu réussir cette médication

dans un grand nombre de cas. Je renonce à l'espoir de convaincre mon honorable collègue et je ne crois pas qu'il ad-
mettrait davantage les arthritides, s'il voyait ces affections
modifiées par les alcalins. N'a-t-il pas une porte de derrière
toujours ouverte? Quand il voit guérir les scrofulides bénignes par les antiscrofuleux, il ne soutient plus que « *cette
épreuve thérapeutique est la pierre de touche par excellence* »
et, loin de faire de ces affections une manifestation de la
scrofule, il persiste à dire que ce sont des dartres sur un terrain scrofuleux, et qu'on ne les a guéries que parce qu'on a
modifié le terrain. Vous voyez donc, messieurs, quil n'y
aurait aucune raison pour M. Hardy d'admettre les arthritides, alors même qu'il viendrait à reconnaître l'utilité de la
médication alcaline. Là encore il pourrait avancer que l'on
n'a fait que modifier le support.

En admettant, comme le fait M. Bazin, une relation certaine
« entre les lésions de la peau et le rhumatisme, pour peu que le
« sujet ait offert antérieurement des symptômes rhumatismaux,
« soit par lui-même, soit même uniquement dans quelques-uns de
« ses ascendants, on ne tarderait pas à rattacher la majorité des
« maladies de la peau à cette affection constitutionnelle. Quel est,
« en effet, le malade qui, arrivé au milieu de sa vie, peut se van-
« ter de n'avoir jamais subi aucune atteinte de rhumatisme aigu
« ou chronique, musculaire ou articulaire, ou d'être issu de pa-
« rents aussi heureux que lui à cet égard? »

L'argument de M. Hardy vient tout à fait corroborer ma
manière de voir. C'est précisément parce que la goutte et le
rhumatisme sont si fréquents dans nos climats, que l'on
observe tant d'arthritides, et que ces dernières forment les
trois quarts des dartres de mon savant collègue, ce qui n'est
pas peu dire, car les dartres de M. Hardy comprennent l'immense majorité des affections cutanées.

Il me reste, messieurs, à répondre à MM. Lafond Gouzi et
Cornil.

Le premier, d'après M. Ameuille, regarde les eczémas,
les affections rhumatismales et la disposition hémorrhoïdaire

comme une des manifestations les plus ordinaires de l'herpétisme.

Quand on met l'hypothèse à la place de l'observation, on va nécessairement à la dérive. C'est ce qui est arrivé pour M. Lafond Gouzi. Qu'est-ce, en effet, que cette monstruosité pathologique, décorée par lui du nom d'herpétisme? Quel est ce caméléon qui peut revêtir tous les aspects, prendre toutes les couleurs? Où a-t-il vu le *principe herpétique* dans les hémorrhoïdes? A quels signes l'a-t-il reconnu dans les douleurs articulaires et le rhumatisme? Je n'ai pas la prétention d'expliquer, et encore moins de justifier d'aussi étonnantes découvertes.

Mais l'observation nous tient un tout autre langage. C'est elle qui nous montre les rapports des affections entre elles, le lien qui les unit, l'ordre de leur apparition et la place qu'elles occupent dans l'évolution de la maladie dont elles dépendent. C'est elle aussi qui nous apprend que l'érysipèle, les hémorrhoïdes, les pneumonies et toutes les affections qui se montrent indistinctement au début, au milieu ou vers la fin des maladies constitutionnelles ne sauraient être regardées tout au plus que comme des complications ou des maladies intercurrentes.

M. Hardy s'étonne que je n'aie point admis une pneumonie arthritique, de même qu'il existe, dit-il, une pneumonie scrofuleuse; mais jamais, dans aucun cas, la phlegmasie du poumon ne m'a présenté quelque chose de spécial qui permît de la rattacher soit à la scrofule, soit à la dartre, soit à l'arthritis. La pneumonie d'ailleurs se montre indistinctement, comme je viens de le dire, à toutes les périodes de la maladie constitutionnelle.

En admettant que le *terrain* scrofuleux modifie, d'une manière toute spéciale, les maladies telles que la syphilis, la dartre, la pneumonie, M. Hardy abuse étrangement de cette hypothèse des terrains, bonne tout au plus à expliquer certaines modifications des affections parasitaires.

Ai-je compliqué, comme le dit M. Cornil, d'un élément

nouveau le diagnostic des maladies de peau, sans donner des moyens suffisants pour arriver au diagnostic ?

Je ne puis accepter ce reproche. Avec les caractères que j'ai donnés, on arrive, au bout de quelques mois de pratique, à reconnaître les arthritides et à les différencier des autres affections cutanées beaucoup plus facilement qu'on ne distingue les scrofulides des syphilides. Qu'y a-t-il donc de difficile dans le diagnostic de l'érythème noueux, de l'acne pilaris, de l'acne rosea, de l'eczéma vernal et périodique, de l'herpès préputial ?.... Je ne saurais toutefois disconvenir qu'il est des cas où le diagnostic de l'arthritide et de l'herpétide humides peut offrir de sérieuses difficultés, mais ce sont là des cas exceptionnels et qui se présentent aussi bien pour les scrofulides et les syphilides que pour les manifestations cutanées de l'arthritis et de la dartre.

N'ai-je pas donné les caractères généraux de l'unité constitutionnelle et les caractères particuliers aux arthritides soit aiguës, soit chroniques ?

Je n'ai rien de plus à répondre à M. Cornil, si ce n'est que ces signes sont toujours suffisants pour celui qui aborde le lit du malade sans idée préconçue, avec le seul désir de rechercher la vérité.

SIXIÈME LEÇON.

Messieurs,

La leçon d'aujourd'hui sera consacrée à l'examen des objections que l'on a faites à la dartre, considérée comme maladie constitutionnelle.

Commençons par l'argumentation de M. Gailleton, auteur d'un mémoire sur l'eczéma. Voici ce que nous lisons dans ce mémoire :

« M. Bazin, ayant besoin d'une maladie plus palpable pour marcher de pair avec la scrofule, la syphilis et le rhumatisme, créa de toutes pièces la maladie que nous allons décrire, en lui empruntant sa description :

« DARTRE :

« *Première période.* — Affections superficielles de la peau et des muqueuses. Ophthalmies. Coryzas.

« *Deuxième période.* — Affections plus fixes, plus adhérentes. — Les affections cutanées sont opiniâtres; l'eczéma est rangé dans cette catégorie. Catarrhes pituiteux, utéro-vaginaux.

« *Troisième période.* — Les affections tendent à se généraliser ; souvent elles se suppriment et se portent sur les organes internes, la vessie, le foie, l'estomac, la rate, le poumon. — Fièvre périodique, vomissements, catarrhe vésical, apoplexie nerveuse, hydropisie avec ou sans métastase.

« *Quatrième période* — Les accidents sont fixes ; la marche progressive est fatale vers une fâcheuse terminaison. — Ramollissement de la muqueuse gastrique, cancer de l'estomac, du foie ; engorgement hypertrophique du foie, de la rate, du pancréas ; tumeurs des ovaires, de l'utérus ; maigreur, anasarque, infiltration générale.

« Une pareille maladie ne renferme-t-elle pas tous les maux de la boîte de Pandore? Une même cause produit la simple plaque de l'eczéma, et le cancer, et les tumeurs fibreuses, etc.., A cet énoncé, vous attendez les preuves qui vont changer vos croyances, et vous faire embrasser la vérité nouvelle.

« Ecoutez la preuve :

« Quelle est la nature des altérations viscérales propres à la dartre, et comment les distinguer des lésions d'origine scrofuleuse et syphilitique ? La fausse direction, imprimée de nos jours aux recherches d'anatomie pathologique, est cause que tout est encore à faire sur cet intéressant sujet.

(Leçons sur la scrofule. — BAZIN.)

« Lorry et Alibert même, dans plusieurs passages de leurs livres célèbres, ont avancé aussi ces asssertions lugubres; mais l'observation avait fait justice de ces hypothèses, et M. Bazin ne nous paraît pas avoir étayé leur doctrine sur des observations plus concluantes. Reconnaissant la coexistence de l'eczéma avec diverses affections, le médecin de Saint-Louis a cru que les deux maladies étaient toujours dominées par une cause d'un ordre plus élevé. Les faits, malheureusement, prêtent peu à cette interprétation : Un enfant est affecté d'entérite, une femme de gastralgie, tous deux ont un eczéma; je guéris l'entérite de l'un, la gastralgie de l'autre, par les moyens ordinaires, tout disparaît. Que devient alors l'idée de la dartre ? M. Hardy ne croit pas aux entérites, aux bronchites dartreuses, et, si nous prenons un organe accessible à nos moyens d'investigation, l'utérus, et sur lequel la dartre exerce un grand empire, suivant l'opinion de plusieurs, M. Becquerel nous montrera que ces prétendues manifestations dartreuses n'ont jamais existé que dans l'imagination de ceux qui les ont inventées. Ces affections de l'utérus ou du col, qui coïncident ou alternent avec des maladies herpétiques. M. Becquerel ne les a pas vues; et quant à l'herpétisme comme cause des granulations, sur plusieurs centaines d'observations, cet observateur n'a rien noté qui autorise cette assertion.

(Becquerel, tome II, p. 485, Traité des maladies de l'utérus).

« Avant de croire à la dartre viscérale, nous attendrons qu'on
nous ait convaincu par de rigoureuses observations.

« En résumé, nous refusons de voir dans la cause unique de
M. Hardy, ou les quatre causes de M. Bazin, le privilége de
présider à la naissance de l'eczéma, et nous allons chercher dans
les conditions générales ou locales les causes de cette affection
cutanée, »

Gailleton, mémoire cité (dans le *Bulletin* des travaux de la Société médico-pratique de Paris; années 1860, 61, 62; p. 53 et
suivantes).

Permettez-moi d'abord, messieurs, une petite rectifica-
tion : le tableau des affections engendrées par la dartre, dont
M. Gailleton dit m'avoir emprunté la description, diffère
notablement de celui que j'ai donné. On ne peut, en effet,
sans tronquer la maladie constitutionnelle, et sans en laisser le cadre imparfait, supprimer, dans la première période,
la migraine franche (hémicranie), dont les douleurs lanci-
nantes, souvent suivies de vomissements, sont si distinctes
des pesanteurs de tête, des céphalalgies congestives de l'arthritis, et qui constitue une manifestation dartreuse par
excellence. De plus, l'eczéma dartreux, que M. Gailleton
range exclusivement dans la deuxième période, appartient
également à la première; c'est même, après les pseudo-
exanthèmes, une des affections les plus fréquentes.

Dans la deuxième période, mon honorable contradicteur
ne dit pas un mot des affections sèches, comme le psoriasis,
dont la nature dartreuse est incontestable dans la plupart des
cas et qui constitue presque un type d'herpétisme. J'ai également fait rentrer dans cette période les névralgies franches.

Dans la troisième période, M. Gailleton a oublié des affections très importantes, comme la bronchite capillaire, affection sur laquelle j'ai tant de fois appelé toute votre attention.

Passons maintenant aux arguments du savant chirurgien
de l'Antiquaille :

Je crois qu'après avoir entendu l'extrait que je viens de
vous lire, vous ne pourrez douter que M. Gailleton ne soit

organicien à la façon de M. le professeur Monneret. Il confond la maladie et l'affection, admet la génération des affections par les affections, des symptômes par les symptômes, des phénomènes par les phénomènes. Il ne croit pas à la dartre comme unité pathologique ; il ne veut pas que la gastralgie et l'entérite en puissent être des manifestations ; il préfère subordonner la production des dartres à la gastralgie et à l'entérite. Je vous ai fait voir tout ce que cette doctrine a d'erroné. J'ai également réfuté, avec vous, l'argument que M. Gailleton tire de la thérapeutique de ces deux affections, en vous montrant qu'il n'était pas toujours vrai de dire qu'on guérit l'eczéma en traitant la gastralgie. Cela n'arrive que si l'on attaque la gastralgie par une médication qui s'adresse à la maladie constitutionnelle dont dépendent gastralgie et eczéma, c'est-à-dire, par les arsénicaux pour la dartre, par les alcalins pour l'arthritis. Les autres médications, comme l'opium, qui réussissent dans les gastralgies non constitutionnelles, n'ont aucune action sur l'eczéma.

M. Gailleton m'accuse d'avoir créé la dartre de toutes pièces. « Une semblable maladie, s'écrie-t-il, ne renferme-t-elle pas tous les maux de la boîte de Pandore ? Une même cause produit la simple plaque de l'eczéma, et le cancer, et les tumeurs fibreuses, etc... » Mais M. Gailleton pourrait en dire, autant, si bon lui semble, de la scrofule, de la syphilis et de bien d'autres maladies. Une même cause produit également quelques gourmes dans l'enfance, et le lupus et la carie, et la tuberculisation pulmonaire, etc. Une même cause produit encore la simple tache de la roséole, et la syphilide tuberculeuse, et les gommes et l'ostéite et la nécrose, etc. Or, de quel droit refuserait-il à la dartre ce qu'il est forcé d'accorder à la syphilis et à la scrofule ?

Et, du reste, voyons un peu ce que le chirurgien de l'Antiquaille met à la place de l'étiologie que j'ai proposée.

Il partage les eczémas en trois groupes d'après la cause présumée :

Dans un premier groupe, il place les eczémas sous la dé-

6

pendance de maladies générales (scrofule, syphilis, rhumatisme, état puerpéral, causes morales.)

Que dire, messieurs, des causes morales considérées comme maladies générales, et placées sur la même ligne que la scrofule, la syphilis, le rhumatisme? En vérité cela n'est pas sérieux. Admettez-vous aussi, dans ces dernières, L'ÉTAT puerpéral, qui est un état physiologique? De plus, ne vous semble-t-il pas curieux de voir M. Gailleton, après avoir annoncé qu'il refuse de voir dans les quatre causes de M. Bazin le privilége de présider à la naissance de l'eczéma, admettre des eczémas scrofuleux, des eczémas sous l'influence du rhumatisme, et même des eczémas syphilitiques?

Dans le deuxième groupe se rangent les eczémas sous la dépendance des maladies internes localisées, telles que affections des organes digestifs; affections catarrhales; troubles de la menstruation; suppression de flux habituels. M. Gailleton rattache à cette classe des eczémas produits par la diarrhée des nouveau-nés, la dentition, la gastralgie et la gastro-entérite.

Le deuxième groupe a encore moins de raison d'être que le premier. La suppression des flux, les désordres de la menstruation sont des causes banales que l'on retrouve dans tous les anciens auteurs et qui n'ont rien de particulier à l'eczéma. On ne doit pas les considérer comme des causes, mais bien comme des prodromes de la maladie.

Quant à ce qui est de la gastralgie et de la gastro-entérite considérées comme causes d'eczéma, c'est faire jouer un trop grand rôle aux affections du tube digestif. Il y a longtemps que l'observation a fait justice de la doctrine de Broussais, où la gastro-entérite avait une part si large dans la production de toutes les maladies. La coexistence d'une gastralgie avec un eczéma ne suffit pas pour démontrer que la première de ces affections produit la seconde; ou bien alors, il faut admettre comme cause d'eczéma les maux de tête et la migraine et plusieurs autres affections dont la coïncidence est aussi fréquente que celle des troubles de l'estomac.

Il m'est complétement impossible de regarder l'eczéma dû à l'entérite des nouveau-nés comme produit par une maladie interne localisée. Cette variété serait beaucoup mieux placée dans le troisième groupe; car la seule cause que l'on puisse admettre ici raisonnablement, c'est le contact des matières irritantes, des fèces qui souillent continuellement la peau des nouveau-nés. M. Gailleton aurait pu ajouter que cet eczéma est d'autant plus étendu et plus grave que l'enfant reste plus longtemps en contact avec ses langes sales.

Le travail de la dentition, rangé encore par mon honorable confrère dans cette catégorie, doit être considéré comme une cause prédisposante et non une cause efficiente d'eczéma.

Enfin le troisième et dernier groupe comprend les eczémas sous la dépendance de causes locales (agents irritants divers). C'est celui des trois qui est le plus naturel; il correspond à ma classe des eczémas artificiels.

Vous voyez, messieurs, que les divisions proposées par M. Gailleton dans l'étiologie de l'eczéma sont peu rationnelles et donnent même des idées fausses sur les causes de cette affection. Du reste peut-on, comme le fait cet auteur, me reprocher de n'avoir admis que quatre causes d'eczéma? Je proteste énergiquement, et je vais vous montrer que M. Gailleton n'a qu'une idée imparfaite de mes doctrines et qu'il confond la nature avec la cause des affections, à l'instar de M. Devergie.

J'admets pour l'eczéma, comme pour toute affection générique, trois ordres de causes :

— Efficientes ;

— Prédisposantes ;

— Occasionnelles ;

Les premières sont les plus importantes. Chacune d'elles imprime un cachet tout à fait spécial aux différentes affections génériques de la peau, et leur donne des caractères particuliers qui permettent toujours d'en reconnaître la nature. Aussi est-ce sur cet ordre de causes qu'on doit fonder toute bonne classification des affections spéciales de la peau.

Ces causes sont :

Externes (eczémas parasitaires : eczémas artificiels.)

Internes (eczémas constitutionnels : scrofuleux, arthritiques, herpétiques, syphilitiques).

De là les deux grandes divisions qui font la base de ma classification des affections en voie d'évolution.

Quelle que soit la maladie constitutionnelle du sujet, il faut toujours, pour que ce dernier soit affecté d'eczéma, une certaine prédisposition que nous retrouvons dans l'âge, le sexe, le tempérament, la constitution, les époques critiques, telles que la dentition, la puberté, l'âge de retour, la fécondation et l'état puerpéral.

Enfin, le troisième ordre de causes que j'admets se compose des causes occasionnelles qui, comme leur nom l'indique, font éclater la maladie et en provoquent les manifestations.

Ces causes peuvent être morales ou physiques. Les premières (frayeur, colère, émotions) sont plus particulières aux dartres ; les secondes (action du froid) se retrouvent souvent dans les arthritides.

Voilà, il me semble, une division simple, méthodique et philosophique des causes, qui vaut beaucoup mieux que celle de M. Gailleton.

Mais reprenons son argumentation :

M. Hardy, dit-il, ne croit pas aux entérites et aux bronchites dartreuses. Cela peut être vrai ; mais il faut d'abord savoir ce que l'on entend par ces mots. Si l'on veut désigner par bronchites et entérites dartreuses l'eczéma de la muqueuse bronchique ou intestinale avec tous ses caractères de vésiculation, de ponctuation et de suintement, moi aussi je les rejette, parce que je n'ai jamais rien vu de semblable ; mais si l'on entend par là des catarrhes bronchiques et intestinaux sous la dépendance des maladies constitutionnelles, cela est bien différent, et l'observation journalière en démontre l'existence. Vous n'avez qu'à suivre attentivement les

malades pour voir le même sujet atteint successivement d'un
eczéma et d'une bronchite catarrhale opiniâtre : quand l'une
de ces affections guérit, l'autre reparaît pour quitter à son
tour le malade et faire place à la première, jusqu'à ce que
toutes deux deviennent permanentes et prennent définitivement droit de domicile sur le sujet. Ces faits sont extrêmement fréquents. Ce balancement entre les affections cutanées
et les affections catarrhales se retrouve surtout dans l'herpétisme dont il constitue un signe pathognomonique.

Il est également faux d'avancer avec Becquerel que les
manifestations dartreuses de l'utérus n'existent que dans l'imagination de ceux qui les ont inventées. Il ne se passe pas de
semaine que je ne voie soit à ma consultation de la ville, soit
à celle de l'hôpital, des femmes parvenues à l'âge de retour
et venant se faire traiter pour un eczéma vulvaire. Eh bien !
je dois le dire, dans presque tous les cas l'examen, au spécu-
lum, m'a montré la propagation de l'eczéma aux parois du
vagin et au col de l'utérus. J'ai pu constater bien des fois,
sur ce dernier, les vésicules, l'état rouge et ponctué et un
suintement séro-purulent. Ces femmes se plaignaient en
même temps de douleurs hypogastriques et lombaires. Voilà,
il me semble, une véritable métrite eczémateuse, qui ne peut
être niée que par les médecins qui se contentent d'un examen
superficiel et négligent l'examen des parties profondes.

Maintenant, peut-on dire que cet eczéma soit une cause
de granulations du col ? Je ne le crois pas, et pour moi, les
granulations sont toujours dues à une cause externe. Elles
sont l'effet du catarrhe utérin : il se produit là la même
chose que dans le catarrhe nasal postérieur lorsqu'on voit se
former la variété d'angine dite folliculaire, par suite de l'irritation que fait subir aux follicules du pharynx le muco-
pus qui tombe dans la gorge. Ces catarrhes ne sont pas dartreux, mais plutôt arthritiques. Est-ce à dire que l'arthritis
soit la seule cause efficiente des granulations ? Non ; il y a
deux causes principales beaucoup plus fréquentes : ce sont
la blennorhagie et l'accouchement. Mais il n'en est pas moins

vrai que le catarrhe utérin, et par suite les granulations peuvent être aussi observés comme symptômes des maladies constitutionnelles. A une époque plus avancée de ces maladies, ce ne sont plus des granulations que l'on observe, mais bien des dégénérescences cancéreuses, des fongus, comme je vous l'ai fait voir dans la précédente leçon, en vous faisant remarquer toutefois que cette dernière forme était surtout celle que l'on observait dans l'arthritis.

Vous voyez, messieurs, d'après ces faits, qu'il ne faut pas s'en tenir aux assertions de Becquerel, comme le fait mon honorable contradicteur, et que l'observation démontre que les affections utérines sous l'influence de l'herpétisme sont au contraire très-fréquentes. C'est, du reste, l'opinion de médecins aussi expérimentés que pouvait l'être Becquerel, et je n'ai qu'à vous citer les noms de Chomel, MM. Gueneau de Mussy, Fontan, Durand Fardel, pour vous prouver que l'idée de rattacher certaines affections utérines à l'herpétisme est représentée par une foule de bons observateurs.

Ce qui fait que l'on nie la relation des dégénérescences organiques avec la scrofule, la syphilis, la dartre, l'arthritis, c'est que, par suite d'une éducation médicale première vicieuse, on a l'habitude de ne voir la scrofule que dans les écrouelles, l'arthritis, que dans les arthrites rhumatismales ou goutteuses, la syphilis que dans le virus. Rien n'est plus absurde, car il est bien évident qu'on peut être scrofuleux, par exemple, sans avoir eu d'adénite strumeuse. N'existe-t-il pas, dans toutes les maladies constitutionnelles, une forme fixe primitive (tumeur blanche, phthisie scrofuleuse) qui ne se révèle à nos investigations que par une seule manifestation ? C'est en méconnaissant ces faits qu'on se fait une fausse idée de la symptomatologie des maladies constitutionnelles et qu'on est porté à nier les rapports des affections entre elles.

Quand j'ai rattaché à la scrofule, à l'arthritis, à la dartre, certaines affections cutanées ou viscérales, un cri général de réprobation s'est élevé contre moi. Les uns, avec M. Gailleton, me reprochent d'avoir créé la dartre de toutes pièces. D'autres, avec M. Pidoux, me reprochent de lui avoir fait une part trop large et de l'avoir mise sur le même pied que l'arthritis et la scrofule. Pour ce dernier observateur, la dartre n'est jamais qu'un produit métis de l'arthritis et de la scrofule, servant d'intermédiaire entre ces deux maladies, mais ne méritant pas par elle-même le titre de maladie constitutionnelle. Il n'admet que trois maladies chroniques capitales (scrofule, arthritis, syphilis), qu'il appelle primitives ou initiales, dont toutes les autres peuvent sortir par *substitution régressive* ou *dégénération*. Entre les maladies chroniques initiales et les maladies chroniques finales ou organiques (phthisie, cancer, atrophies, hypertrophies, différents tabès, névroses graves et organiques), il place une longue série de maladies chroniques formant des degrés intermédiaires dont la gradation est insensible, et qui, pour lui, constitue l'herpétisme. Les maladies appartenant aux degrés les plus voisins des trois maladies initiales en conservent encore certains caractères, qu'on ne retrouve plus à mesure que l'on s'approche des maladies organiques.

Pour M. Pidoux, ma classe des dartres n'est composée que des affections mixtes qui ne se souviennent plus de leur origine, c'est-à-dire qui ne retiennent plus aucun des caractères propres aux maladies capitales dont elles sont issues par voie de dégénération. Elles se maintiennent plus ou moins longtemps dans cet état intermédiaire; mais cela ne les élève pas au rang de maladies chroniques capitales ; car, en supposant, ce que, dit-il, il nie absolument, qu'elles puissent naître d'emblée et sans avoir été amenées par l'action altérante préalable d'une maladie capitale, cela ne change pas leur nature, ni la place qu'elles occupent dans l'échelle descendante des maladies constitutionnelles et héréditaires.

Cette série de maladies chroniques initiales, de transition, et finales ne s'observe pas nécessairement chez le même individu. Pour mon savant collègue, c'est dans l'espace de plusieurs générations qu'elle se complète. Ainsi, tandis que le grand-père aura été arthritique, le père aura une des nombreuses maladies chroniques que M. Pidoux range dans l'herpétisme, et, enfin, le fils aura d'emblée une maladie organique.

M. Pidoux et moi, Messieurs, nous sommes loin de nous entendre. Vous voyez, tout d'abord, que nous nous faisons l'un et l'autre une idée fort différente de la maladie. M. Pidoux confond les affections et les maladies, tandis que j'établis entre elles une ligne de démarcation bien tranchée. Cela vous explique comment il se fait que M. Pidoux décompose nos maladies constitutionnelles pour transformer les affections qui constituent leurs diverses périodes en autant de maladies différentes. Il n'y a pas de maladies qu'on puisse, à proprement parler, appeler initiales, intermédiaires ou finales, parce que toutes les maladies ont un commencement, un milieu et une fin.

Les faits d'observation sur lesquels M. Pidoux fait reposer son étrange doctrine sont loin d'avoir la signification qu'il leur donne.

L'herpétisme est un état intermédiaire..., et pourquoi ? Sans doute, comme je le disais tout à l'heure, parce que l'on voit le début de la scrofule dans l'écrouelle, le début de l'arthritis dans l'arthropathie rhumatismale ou goutteuse, etc., mais c'est là une très-grande erreur que je combats depuis longtemps, en démontrant par des faits que, dans la forme commune, les maladies constitutionnelles commencent par la peau, c'est-à-dire par les tissus les plus superficiels, et attaquent des tissus d'autant plus profonds qu'elles s'éloignent davantage de leur début.

On voit, dit-on, des malades qui n'ont que de l'*herpétisme* (en donnant à ce mot la signification que lui donne M. Pidoux); on en voit d'autres qui n'ont que des lésions organiques. Peut-on raisonnablement admettre chez eux l'existence d'une maladie constitutionnelle? Assurément oui, puisque toute affection constitutionnelle présente des caractères spéciaux qui font reconnaître sa nature ou son origine. N'avons-nous pas admis, pour toutes les maladies constitutionnelles, une forme fixe primitive représentée par une seule affection ?

De ce que, dans trois générations successives, on observe la même maladie constitutionnelle héréditaire, s'en suit-il qu'il n'y ait là qu'une seule maladie dont la première période s'observerait chez le grand-père, la seconde chez le père et la troisième sur le fils ? Les faits, je ne crains pas de le dire, sont en opposition avec cette manière de voir : ce rapport, posé *a priori* entre la succession des générations et la succession des périodes de la même maladie constitutionnelle n'existe que dans l'imagination de mon excellent collègue, le docteur Pidoux.

On pourrait objecter à l'opinion qui considère la dartre comme une entité morbide distincte, que sa troisième période ne présente jamais d'altérations osseuses, comme cela s'observe dans la scrofule, l'arthritis et la syphilis : c'est vrai ; mais elle a un autre grand caractère qui la distingue des autres maladies constitutionnelles, c'est la mobilité et la métastase des affections. Rien n'est plus fréquent que de voir des ascites, des hydropéricardes, des œdèmes succéder à la brusque disparition des éruptions dartreuses et alterner avec elles. Ce balancement, qui d'abord était parfait, se fait ensuite incomplétement et enfin ne se fait plus du tout : hydropisies et éruptions cutanées deviennent fixes et ne quittent plus le malade dans la quatrième période.

L'alternance des affections cutanées avec les affections catarrhales et névralgiques s'observe dans toutes les maladies constitutionnelles : celle des affections cutanées avec les hydropisies et les paralysies est exclusivement réservée à l'herpétis (1).

J'ai répondu l'année dernière à l'hypothèse des métis. Je n'y reviendrai pas ; je vous rappellerai seulement que, pour moi, les maladies constitutionnelles ne s'excluent pas sur le

---

(1) Je dis *herpétis* et non herpétisme pour faire bien comprendre qu'il s'agit ici d'une maladie et non d'un principe ou d'une cause

même sujet, mais qu'elles ne peuvent dans aucun cas par leur combinaison donner naissance à des produits intermédiaires tenant à la fois des deux maladies génératrices.

Je terminerai cette leçon par l'exposition de quelques documents statistiques qui pourront vous donner une idée de la fréquence relative des affections cutanées scrofuleuses, arthritiques et herpétiques.

Sur un total de 837 malades, ayant des affections cutanées, qui sont venus réclamer mes soins du 28 août 1862 au 1er juin 1863, j'ai observé :

Arthritides	565
Scrofulides	172
Herpétides	100
Total	837

c'est-à-dire que l'on voit un peu plus de 5 arthritides pour 1 herpétide, et de 3 arthritides pour 1 scrofulide.

Sur les 565 arthritides, j'ai compté :

Eczémas	246
Pityriasis	92
Acnés	98
Sycosis	23
Erythèmes	21
Urticaires	21
Lichen	20
Prurigo	17
Prurits	13
Psoriasis	16
Furoncles	17
Ecthyma	1
Hydro-adénite	1
Herpès	9
Pemphigus	5
Hydroa	3
Aphthes	2
Total	565

Sur les 172 scrofulides, j'ai compté :

Eczémas ; impétigo ; eczémas impétigineux	80
Acnés	66
Lichen	2
Erythèmes indurés et engelures scrofuleuses	4
Lupus; scrofulides inflammatoires et fibro-plastiques	20
	172

Sur 100 herpétides, j'ai compté :

Psoriasis	46
Eczémas	42
Lichen	6
Pityriasis	5
Pemphigus	1
	100

Si maintenant nous prenons chaque genre en particulier, nous verrons que 3 genres seulement sont communs aux 3 maladies constitutionnelles. Ce sont : l'eczéma, le lichen et le prurigo ;

L'*eczéma* a été	246	fois arthritique
	80	fois scrofuleux
	42	fois herpétique
Le *lichen* a été	20	fois arthritique
	2	fois srcofuleux
	6	fois herpétique
Le *prurigo* a été	30	fois arthritique
	0	— scrofuleux
	0	— herpétique

Deux genres sont communs aux arthritides et aux scrofulides.

Ce sont : l'érythème et l'acné :

L'*acné* a été trouvée	98	fois arthritique.
	66	fois scrofuleuse.
L'*érythème* —	21	fois arthritique.
	4	fois scrofuleux.

Quatre genres sont communs aux arthritides et aux herpétides.

Ce sont le psoriasis, le pityriasis, le pemphigus, l'urticaire :

Le *psoriasis* a été	16 fois	arthritique.
	46 —	herpétique.
Le *pityriasis*	92 —	arthritique.
	5 —	herpétique.
Le *pemphigus*	5 —	arthritique.
	1 —	herpétique.
L'*urticaire*	21 —	arthritique.
	0 —	herpétique.

Le *sycosis*, l'*hydroa*, le *furoncle* sont propres à l'arthritis.

Le *lupus* à la scrofule.

J'ai interrogé, au point de vue des antécédents, les malades affectés de psoriasis.

Sur les 16 psoriasis arthritiques, 8 seulement ont été interrogés :

J'ai noté chez 7 des antécédents rhumatismaux.

Sur les 46 psoriasis herpétiques, 9 seulement ont été interrogés, 7 étaient sans antécédents arthritiques, 2 avaient eu des rhumatismes.

Enfin, je puis vous donner quelques renseignements sur le siége des arthritides.

Sur 170 malades pris au hasard, l'affection cutanée arthritique occupait :

La face	47 fois.
L'anus et les parties sexuelles	46
Le cuir chevelu	20
Ongles, doigts, mains	19
Ensemble divers sièges d'élection	16
Lèvres	6
Seins	2
Membres inférieurs	6
Pieds	2
Aisselles	1
Nombril	1
Etait dispersée indistinctement	3

SEPTIÈME LEÇON.

—

Messieurs,

Au mois d'août et de septembre de l'année dernière, M. le professeur Chausit a écrit et publié un long article contre le parasitisme et les *parasitophiles* (Remarques et observations cliniques sur les maladies de peau, dites parasitaires, dans l'*Union médicale*, 1863, numéros 101, 103, 105, 106, 108, 110, 111). Dans ce travail ou plutôt cette diatribe, qui se tient sur la limite des écrits que l'on doit dédaigner, il a accumulé les erreurs et les faits controuvés; il a donné place à toutes les objections faites au parasitisme, quelque absurdes qu'elles fussent, les a amplifiées et en a tiré des conclusions erronées. Il a doctoralement résumé son travail en une phrase et a cru pouvoir annoncer au public médical, que « dans l'état actuel de la dermatologie, il n'y a point de « maladie de nature essentiellement parasitaire végétale, ni « de thérapeutique antiparasitaire »

Quelque fastidieuse que soit pour vous l'appréciation de cette prétendue argumentation, quoiqu'il eût peut-être mieux valu n'en point parler, et ne pas attirer ainsi sur le nom de l'auteur le retentissement que n'a pu lui donner son travail, j'ai résolu, néanmoins, d'y consacrer les leçons qu'il me reste à vous faire ; je vous en dirai tout à l'heure les raisons. Mais d'abord, permettez-moi quelques réflexions nécessaires à l'intelligence du sujet.

Les vérités scientifiques ne sont presque jamais acceptées de prime abord : l'envie, la mauvaise foi, l'ignorance, sont, autant de barrières que certains soi-disant savants élèvent pour cacher une lumière qui blesse leur intérêt et leur amour-propre. Les découvertes choquent comme autant de personnalités ceux qui ne les ont point faites. Ce que je vous dis là peut s'appliquer au parasitisme.

Il y a douze ans que j'ai fait connaître les affections parasitaires, et que je les ai établies sur des bases inébranlables : avant moi, à l'hôpital Saint-Louis, la méthode des frictions partielles dans la gale, était exclusivement en usage; c'est assez dire que l'on n'obtenait que des guérisons qui se faisaient longtemps attendre. J'ai fait voir que les acares pouvant siéger sur toutes les parties du corps, il fallait, pour les détruire, que la friction fût générale. J'ai ainsi institué le traitement rationnel de la gale dont j'ai réduit la durée à quelques jours. De même, en prouvant que les teignes étaient produites par des champignons qui attaquent non seulement la partie libre des poils, mais encore la partie intra-cutanée, j'ai démontré la nécessité de ne point se borner à des applications extérieures d'agents antiparasitaires, mais de faire pénétrer ces agents jusque dans le bulbe pileux. J'ai fait voir ainsi que l'épilation devait être le préliminaire obligé des applications parasiticides.

Eh bien ! vous le rappellerai-je ? A l'époque où j'ai proposé ces traitements de la gale et de la teigne, un cri général de réprobation s'est élevé; de vives oppositions ont surgi de toutes parts. Au nom des vieilles théories humorales, des doctrines galéniques, mon honoré collègue, M. Devergie, a protesté l'un des premiers et a professé que les acares de la gale n'étaient que le produit et non la cause de la maladie.

Mais, peu à peu, le calme s'est rétabli, les beaux succès que ces traitements ont procurés dans des cas que l'on jugeait autrefois désespérés, ont ramené de mon côté les incrédules de bonne foi. Le traitement de la teigne, qui depuis long-temps était abandonné à l'empirisme des frères Mahon, leur a été enlevé peu à peu, et aujourd'hui des six médecins de l'hôpital Saint-Louis, il n'y en a plus qu'un qui leur confie des teigneux. Cet exemple a été suivi en province, et bien des villes se sont affranchies du tribut qu'elles payaient aux Mahon, en établissant sur mes indications un traitement rationnel.

Dans cet hôpital, notre vénérable doyen M. Gibert, qui s'était d'abord tant élevé contre moi, a eu la bonne foi d'abjurer avant de partir, et a écrit que la dermatologie était redevable à M. Bazin, du seul progrès important que puisse revendiquer notre époque. C'est un acte de loyauté et d'honnêteté scientifiques dont je ne saurais trop le remercier.

Mais hélas ! son exemple n'est malheureusement pas suivi par tous mes confrères : M. Cazenave, depuis dix ans, ne cesse de protester soit par lui-même, soit par M. Chausit, son élève.

Cette obstination, et même, j'ai le regret de le dire, cette mauvaise foi de sa part sont extraordinaires et me surprennent beaucoup. A quoi peuvent-elles tenir ? Un moment j'avais espéré que le silence fait autour du nom de M. Cazenave, que l'oubli dans lequel sont tombées ses doctrines le ramèneraient à des sentiments meilleurs. Il n'en était rien : l'année dernière, il m'a lancé un dernier manifeste; car, bien que l'article soit signé par M. Chausit, il est facile de voir d'où part le coup. A l'œuvre on reconnaît l'ouvrier.

Ce manifeste ne m'a pas ému; mais il m'a attristé, pour ne pas me servir d'une expression plus forte. Jusqu'à présent, je n'y ai pas répondu, non plus que MM. Hardy et Robin qui y sont également en cause. M'étant proposé, dans le cours de cette année, de réfuter avec vous toutes les attaques contre mes doctrines, je ne puis passer sous silence celles de M. Cazenave et de son trop fidèle disciple. Je vous en parlerai donc pour deux raisons : la première, parce que l'argumentation, développppée par M. Chausit, est la plus fidèle reproduction des opinions contraires aux miennes en matière de parasitisme; la seconde, pour vous montrer que la doctrine qu'il défend, si toutefois l'on peut donner ce nom au système qui consiste à nier sans preuve ce que tout le monde admet pour vrai, pour vous montrer, dis-je, que sa doctrine ne repose que sur des discussions de mots, de subtiles avocasseries et ne renferme aucun argument sérieux contre le parasitisme. Toutefois, je dois le dire, c'est la dernière fois que je réponds aux parasitophobes, n'étant pas désireux de perdre mon temps à continuer la discussion avec des hommes sans justice, à faire résonner la vérité à des oreilles qui se bouchent pour ne pas l'entendre.

Entrons donc en matière :

« Les recherches qui ont pour but d'éclairer la nature des ma« ladies, d'apprécier leurs véritables causes et de fournir aux « praticiens les bases d'une thérapeutique efficace, présentent de « nombreux problèmes à résoudre. C'est d'elles que l'on peut dire : « *Experientia fallax;* on ne saurait trop se prémunir contre « les chances d'erreur qui naissent du but même à atteindre, mais « surtout d'une tendance exclusive à rattacher l'évolution des « faits pathologiques observés à une cause unique et invariable. »

Dès les premières lignes de l'article, on voit percer le bout de l'oreille : c'est toujours la théorie du morbidisme végétal; c'est toujours cette vieille hypothèse de M. Cazenave, que M. Chausit caresse. Depuis dix ans que j'ai établi une classe d'affections parasitaires, en ai-je augmenté le cadre d'une seule affection nouvelle? Où a-t-on vu les envahissements de ce morbidisme végétal ? C'est se battre contre des moulins à vent. Que MM. Cazenave et Chausit se rassurent ! Depuis mon Mémoire sur les teignes, ils ont pu voir dans mes autres publications que le nombre des affections parasitaires est resté le même pour moi. Loin d'obéir à cette tendance qui rattache les phénomènes observés à une seule cause, n'aurais-je pas plutôt encouru le reproche que me fait M. Devergie d'avoir, à force de catégoriser, fait une classification inacceptable ?

« Que cette cause puisse être attribuée à une altération des so-

« lides ou des liquides, ou bien à la présence anormale au sein de
« l'organisme de corps étrangers d'origine végétale ou animale,
« peu importe. »

Je trouve, au contraire, qu'il importe beaucoup et qu'il
serait regrettable de confondre les affections dues à une altération des solides ou des liquides et les affections parasitaires, car les unes et les autres diffèrent essentiellement.

« La question à résoudre est toujours la même. C'est d'assigner
« d'abord des caractères distinctifs à ces lésions ou à ces corps
« étrangers avant de fixer, à l'aide de la clinique, le rôle qui leur
« convient dans le développement des maladies. »

Pas le moins du monde. Les lésions ne sont pas des causes,
mais des produits de la maladie. Il faut suivre une marche
tout à fait opposée à celle indiquée par M. Chausit. On doit
d'abord étudier les maladies, les affections, et ensuite en
rechercher les causes. Ainsi, par exemple, dans le psoriasis,
des micrographes allemands ont découvert des parasites
végétaux; m'est-il venu un instant à l'idée d'en faire une
affection parasitaire ? Nullement, parce que la clinique m'a
montré que, si dans le psoriasis il peut y avoir production
de cryptogames, ceux-ci ne sont qu'accessoires, n'influen-
cent en rien la marche et ne présentent aucune indication
pour le traitement de cette affection, qui est toujours la pure
expression de la dartre ou de l'arthritis. Il est donc faux de
dire qu'on doit assigner les caractères des végétaux parasites
du psoriasis, avant de rechercher par la clinique, quel rôle
ils jouent dans sa production.

« Lorsque les altérations révélées par l'anatomie pathologique
« ont paru insuffisantes pour expliquer les mystères de la patho-
« logie, on a demandé la solution du problème à des moyens d'in-
« vestigation empruntés aux sciences physiques et chimiques.....
« La chimiatrie n'a pas encore envahi le domaine de la pathologie
« cutanée; mais par compensation, et sous l'influence de quelques
« recherches micrographiques, l'étude des maladies de la peau ne
« tendrait à rien moins qu'à devenir une étude du parasitisme. »

« En effet, le nombre des affections cutanées dites parasitaires
« augmente incessamment et n'a d'égal que la facilité avec laquelle
« on découvre de nouvelles spores cryptogamiques. Il est donc
« permis, il y a intérêt, au point de vue pratique, de considérer
« dans son ensemble et de juger dans ses détails ce nouveau sys-
« tème d'origine allemande qui, selon la remarque de M. Cazenave,
« *tend à substituer, pour toutes les maladies de la peau,* LE
« MORBIDISME VÉGÉTAL, *aux phénomènes pathologiques que l'expé-*
« *rience nous a appris à voir dans ces affections.* »
« (CAZENAVE, *Traité des maladies du cuir chevelu*, p. 222.) »

Que vient faire ici la chimiatrie et quel rapprochement
M. Chausit veut-il en faire avec l'étude du parasitisme? Y
a-t-il quelque chose de comparable entre les théories absurdes
des anciens chimistes et les observations microscopiques et
cliniques des parasites que l'on doit à tant de savants éclairés
et de médecins instruits?

M. Chausit, une fois engagé dans l'hypothèse de l'envahis-
sement du morbidisme végétal, n'en sort pas facilement,
comme vous le voyez. C'est toujours la même idée qu'il met
en avant pour donner le change et faire croire que chaque
jour on découvre une nouvelle affection parasitaire. Mais il
se contente de la simple affirmation, et le lecteur attendra
longtemps qu'il nomme les affections parasitaires, nouvelle-
ment découvertes. Non, il n'est pas vrai de dire que les
parasites envahissent tout le domaine de la pathologie cutanée,
et que les parasitophiles voient des champignons partout.
Vous éviterez facilement l'erreur, si vous avez présente à
l'esprit cette phrase que j'écrivais dans mes leçons sur les
affections cutanées parasitaires (p. 9). « Peut-être quelques
« esprits rêveurs sont-ils aujourd'hui disposés à voir des
« champignons dans toutes les affections, dignes émules de
« Raspail, qui, vous le savez, admet, dans toutes les mala-
« dies, des animaux parasites auxquels il attribue une im-
« portance capitale. Tenez-vous toujours dans une grande
« défiance, en présence de doctrines entachées d'une si évi-
« dente exagération; mais n'allez pas non plus, avec M.
« Cazenave, vous jeter dans un excès contraire, et par une

« crainte exagérée du morbidisme végétal, nier jusqu'à l'exi-
« stence des végétaux parasites. Vous êtes entre deux écueils
« qu'il faut savoir également éviter. »

« Ce système, dit M. Chausit, repose sur l'existence de certains
champignons qui ne sont appréciables qu'au microscope et à un
« fort grossissement. »

On les voit à l'œil nu. Est-il besoin de forts grossissements
pour voir les godets si caractéristiques du favus, pour voir
ces gaînes d'un blanc neigeux qui recouvrent les poils cassés dans la deuxième période de la teigne tonsurante.

« En admettant pour vrai le fait de l'existence des végétaux
» parasites, toute la question est de savoir si ces champignons
« jouent le rôle qu'on voudrait leur attribuer. Sur ce point, et
« sans méconnaître l'autorité des micrographes, nous croyons
« avec M. Cazenave, que les parasites observés — en tant qu'ils
« le soient réellement— peuvent exister accidentellement et cons-
« tituer un phénomène anormal, mais qu'ils ne sauraient être
« considérés comme cause essentielle d'aucune des formes des
« maladies de la peau. »

Je ferai remarquer à M. Chausit, que les convictions de
M. Cazenave, qu'il partage, ne paraissent pas être fondées
sur des bases bien solides, puisqu'il en a changé jusqu'à trois
fois en dix ans.

Il a d'abord nié complètement l'existence des parasites
dans le favus qu'il rangeait dans les affections pustuleuses.
Les godets n'étaient pour lui que du pus concrété.

Mais l'impossibilité de démontrer la pustule qui précède
le godet, l'a conduit à adopter une seconde opinion : il a
avancé que le godet n'était autre que de la matière sébacée
altérée.

Enfin M. Chausit nous apprend que M. Cazenave pense
aujourd'hui qu'il peut y avoir des parasites dans le favus,
mais qu'ils ne sont qu'accessoires. Voilà déjà une petite
concession, et M. Cazenave montre qu'il se laisse déjà un
peu envahir par le morbidisme végétal dont il a une si grande

peur. Espérons qu'il changera une quatrième fois d'opinion, et qu'il voudra bien enfin admettre la nature exclusivement parasitaire des croûtes faveuses.

« Pour MM. Bazin et Hardy, qui ont défendu le parasitisme « avec plus de conviction que de vérité, nous n'hésitons pas à le « dire, le cryptogame joue le triple rôle de cause, de lésion, et de « symptôme. Entraînés par une ardeur fiévreuse à constituer une « classe de maladies parasitaires caractérisées par une étiologie « invariable et une thérapeutique nouvelle, les honorables méde-« cins de l'hôpital Saint-Louis ne paraissent même pas supposer « qu'on puisse mettre en doute la nature végétale des corpuscules « observés dans le champ du microscope. »

Que vient faire ici M. Hardy ? Il n'a jamais défendu, ni attaqué le parasitisme; il a simplement adopté la classe des affections parasitaires. Le but de M. Chausit est facile à voir, et en associant mon nom à celui de mon honorable collègue, il a voulu me faire endosser la responsabilité des erreurs de ce dernier, qui admet la nature parasitaire de l'acné punc-tacta, et de l'acné varioliforme. Il se donne ainsi beau jeu et peut ainsi déclamer avec quelque apparence de raison contre le parasitisme. Il aurait pu tout aussi bien m'accoler à M. Martin de Marseille, qui admet que toute affection syphilitique est parasitaire.

« L'enseignement de la clinique nous montre dans cette théorie « végétale non pas tant les divergences d'opinion auxquelles nous « attachons peu d'importance, mais des *conséquences pratiques* « très graves, ne serait-ce qu'au point de vue des propriétés « contagieuses attribuées à plusieurs maladies de peau qui, heu-« reusement, ne jouissent pas de ce triste privilège. »

Les conséquences pratiques si graves de cette théorie végétale consistent dans la guérison de la teigne qui, malgré les dénégations de M. Chausit, ne fait plus comme autrefois la honte et l'opprobre de notre art, depuis qu'un traitement rationnel, basé sur la connaissance parfaite de l'étiologie, est en vigueur.

Quant à la négation des propriétés contagieuses des véritables affections parasitaires, j'ai peine à croire que ce soit réellement là l'opinion de M. Chausit, et je pense qu'il ne se servirait pas volontiers du même rasoir et des mêmes peignes que les malades affectés de mentagre ou de pelade. La contagion des affections parasitaires est un fait clinique des mieux démontrés pour ceux qui veulent observer les faits avec attention et impartialité.

« Une classe de maladies parasitaires ne pourrait être admise « dans le cadre de la pathologie cutanée, qu'aux trois conditions « suivantes, démontrant :

« 1° L'existence constante d'un cryptogame à caractères non « douteux au début de la maladie cutanée, dont il constituerait « ainsi le phénomène initial, indispensable.

2° La propriété contagieuse de ces maladies par les spores « cryptogamiques transmises des individus malades aux indivi-« dus sains. »

« 3° La nécessité d'un traitement nouveau, consistant dans l'em-« ploi de moyens particuliers et donnant des résultats plus prompts, « plus décisifs que les traitements précédemment usités. »

Les conditions dont parle M. Chausit ont été remplies par moi; j'ai démontré la présence constante des cryptogames et leurs propriétés contagieuses dans les affections parasitaires. Quant au traitement, je vous laisse apprécier vous-mêmes si les résultats que j'ai obtenus ne sont pas plus prompts et plus décisifs que ceux de mes prédécesseurs. I me suffira de vous rappeler qu'autrefois la teigne était à peu près incurable, que les malheureureux atteints de cette redoutable affection, objets de dégoût et de répulsion générale, subissaient en vain les traitements les plus douloureux et terminaient une misérable existence, après avoir passé par tous les degrés du marasme, et cela, sans que le médecin eût pu leur apporter aucun soulagement. Quelquefois le malade après avoir gardé son affection dix, vingt ans, guérissait spontanément, mais au prix d'une calvitie irremédiable. Aujourd'hui, je peux le dire avec orgueil, la terminaison par la mort n'est plus observée, et aucune teigne, quelque ancienne qu'elle soit, ne résiste aux moyens de traitement que j'ai proposés et guérit avec reproduction des cheveux, si les follicules pileux ne sont pas définitivement détruits. Vous avez pu constater vous-mêmes bien des fois ces heureux résultats dans mon service.

Pour circonscrire le groupe des affections parasitaires, j'ai suivi une marche beaucoup plus naturelle que celle qui est proposée par M. Chausit : je n'ai pas tout d'abord, comme on me le reproche, cherché du champignon dans toutes les affections cutanées et séparé celles dans lesquelles j'en avais trouvé. L'expérience m'avait démontré que parmi les affections de cause externe, les unes guérissaient par les moyens simples (repos, émollients), tandis que les autres étaient rebelles à ces moyens. J'ai donc été amené à faire deux sections dans le groupe des affections de cause externe, et c'est, en étudiant les affections de la deuxième section que j'ai constaté dans toutes la présence constante d'un champignon.

Si j'avais été inspiré par l'idée de M. Chausit, si j'avais commencé par chercher quelles sont les affections dans lesquelles on trouve des parasites, je serais arrivé à faire la même chose que les micrographes qui m'ont précédé, c'est-à-dire à signaler un fait curieux, la présence du cryptogame, mais sans apprécier son rôle dans la pathogénie des affections et sans en tirer les conséquences pratiques, qui m'ont fait établir un traitement rationnel de la teigne.

« Les maladies de la peau que les travaux successifs des micro-« graphes et des médecins ont rendues tributaires du parasitisme, « dans l'état actuel de la question, sont : le favus, l'herpès ton-« surant, l'herpès circiné, l'herpès squameux, l'herpès iris, la « mentagre, le vitiligo, le pityriasis versicolor, les éphélides des « femmes enceintes, l'acné punctata, l'acné molluscum. »

Ainsi, depuis dix ans, MM. Cazenave et Chausit, en fouillant à toutes les sources, n'ont pu trouver que onze affections parasitaires, et ils ne cessent de s'écrier : Le cercle des affections parasitaires tend à tout envahir! Et encore faut-il ajouter

que dans ces onze affections, il y en a quatre : l'herpès tonsurant, l'herpès circiné, l'herpès squameux, l'herpès iris,
qui ne sont que des variétés insignifiantes de la même affection, et que, par conséquent, il n'y a pour les citer séparé-
ment aucune raison. Il faut encore retrancher les éphélides
des femmes enceintes qui ne diffèrent pas du pityriasis versicolor. Enfin il faut en distraire l'acné punctata et l'acné
molluscum. Personne autre que M. Chausit n'a eu l'idée d'en
faire des affections parasitaires. M. Hardy lui-même, qui a
cru trouver un parasite dans ces deux affections, ne les a pas
rangées dans les affections parasitaires et les a conservées
dans le genre acné.

Vous voyez, Messieurs, que le nombre des affections parasitaires n'est pas très-considérable ; aussi M. Chausit
éprouve-t-il le besoin de le grossir.

« Les parasites végétaux qui jouent, d'après les partisans de ce
« système, le rôle de cause pathogénique inévitable, apparlien-
« nent à plusieurs espèces de la tribu des *Torulacès* et des *Oïdiés*,
« et sont désignés sous les noms de : *Achorion Schoenleinii*, de
» *Trichophyton tonsurans*, de *Microsporon furfur*, et de *micros-*
« *poron Audouini*, auxquels il convient d'ajouter la *Puccinia favi*,
« découverte par M. le docteur Ardsten, de Christiania, et dont
« les récents travaux des parasitophiles français ne font nullement
« mention. »

« Nous ne devons pas oublier de joindre à cette nomenclature
« de parasites végétaux les nouvelles spores cryptogamiques dé-
« couvertes par M. Hardy dans l'acné punctata et l'acné varioli-
« forme, que nous proposerons de désigner par le nom de leur
« inventeur, le *microsporon Hardii*, en attendant que ce derma-
« tologue fasse connaître la tribu botanique à laquelle elles appar-
« tiennent. »

Et c'est avec de pareilles plaisanteries que l'on veut jeter
du doute sur les causes si évidentes des affections parasitaires ? Le *microsporon Hardii*, le mot *parasitophile* ne vous
semblent-ils pas charmants ? Comme M. Chausit sait nous
rendre la science agréable par son esprit ! Pour moi, je pré-

férerais un peù moins de sel attique, et un peu plus de raisons sérieuses. Toute la causticité de M. Chausit n'empêchera pas les végétaux parasites d'avoir pour tous les observateurs de bonne foi une existence et une influence pathogénique aussi certaines que le pou et l'acare.

Quel savant micrographe que M. Chausit! Il reproche aux parasitophiles français d'avoir oublié dans leurs ouvrages la puccinia favi! Pourquoi en auraient-ils fait mention? Son existence, si tant est qu'elle soit bien prouvée, n'est pas constante dans le favus; elle est donc accessoire. Ce parasite des parasites n'imprime aucune modification, ne se révèle par aucun symptôme particulier et ne change rien au traitement, raisons que, je l'espère, M. Chausit voudra bien trouver suffisantes pour m'excuser de n'avoir pas fait place à la puccinia favi dans des ouvrages entièrement pratiques.

« On peut diviser en 2 classes les maladies dites parasitaires: la
« première ne comprend qu'une seule maladie, le favus, qui a
« d'ailleurs servi de point de départ à la théorie végétale de cer-
« taines affections de la peau, et dans laquelle on s'explique jus-
« qu'à un certain point que la présence de parasites puisse être
« sérieusement discutée et admise; dans la seconde se rangent
« toutes les autres maladies où l'existence du cryptogame ne peut
« être entrevue qu'avec les yeux d'une foi robuste ou la tendance
« à considérer comme des spores végétales tous les corps arrondis
« qui ne présentent pas les caractères micrographiques du céru-
« men, des globules de pus, ou des globules de la graisse. ».

Cette division est essentiellement mauvaise. Est-ce que le trichophyton et le microsporon ne sont pas aussi faciles à voir que l'achorion? Ce n'est pas une foi robuste qu'il faut pour les reconnaître, mais simplement de la bonne foi, et je crains bien qu'à ce compte M. Chausit soit encore longtemps sans les voir.

« Première classe. — Favus — Malgré l'extension donné à la
« classe des maladies parasitaires et qui, d'après les tendances ac-
« tuelles, pourrait bien ne pas avoir de limites, c'est toujours à

« l'histoire du favus que micrographes et médecins empruntent
« leurs principaux arguments. »

Pas le moins du monde. Les micrographes et les médecins
connaissent tout aussi bien les autres espèces de teigne, et il
n'est pas vrai de dire qu'ils n'empruntent leurs arguments
qu'à l'histoire du favus.

Vous avez vu, Messieurs, ce qu'il fallait penser des craintes
chimériques, des appréhensions simulées de M. Chausit sur
l'extension croissante des affections parasitaires. Il montre
assez qu'il a le sentiment du peu de valeur de son opinion,
puisqu'il affecte de l'appuyer constamment sur des faits qu'il
sait parfaitement être faux.

« Examen microscopique du favus. — Si la matière faveuse est
« uniquement constituée par un végétal, l'achorion de Schoenlein,
« l'examen microscopique ne devrait laisser aucune incertitude sur
« la nature de cette production. Nous empruntons à la thèse de
« M. Tarnier le passage où l'auteur expose le résultat de ses re-
« cherches micrographiques entreprises dans le but d'éclairer ce
« point si controversé. C'est une étude consciencieuse, la plus com-
« plète que nous connaissions sur la question en litige, exposant
« à la fois ce que nous croyons être la vérité, et les différences qui
« existent entre cette description, et celle de plusieurs autres mi-
« crographes. M. E. Tarnier se félicite, d'ailleurs, d'avoir reçu de
« la part de MM. Decaisne et Léveillé *de précieux et utiles*
« *renseignements pour la rédaction de la partie botanique de son*
« *travail.* »

L'incertitude sur la nature du favus n'existe que pour
M. Chausit. Aussi sent-il bien son isolement, et va-t-il chercher du renfort où il peut. Remarquez un peu quelles sont
les autorités sur lesquelles il s'appuie! M. Tarnier n'est
connu en dermatologie que par les éloges que lui décerne
M. Chausit. Mais peu importe à ce dernier; il lui suffit qu'on
soit de son avis pour être à cent pieds au-dessus de MM. Robin, Lebert, Gruby, etc., dont tout le monde connaît les
consciencieux travaux micrographiques.

Quant à MM. Decaisne et Léveillé, dont on invoque ici

l'opinion, que viennent-ils faire dans l'histoire du favus?
J'accorde parfaitement à M. Chausit que ce sont de savants
naturalistes, de célèbres botanistes; mais cela ne suffit pas
pour qu'ils soient compétents dans la question. Il faut être
médecin et avoir pu observer sur le malade le développement
de l'affection qui nous occupe; il faut, en un mot, pouvoir
poser soi-même le diagnostic du favus, afin d'être sûr que ce
sont bien les croûtes de cette espèce de teigne que l'on a sous
les yeux.

« L'aspect de la production sous le microscope, dit M. Tarnier,
« a été parfaitement décrit par MM. Ch. Robin et Bazin, pour
« ce qui a trait aux corps ovoïdes ayant de 0,003 à 0,008^{mm} et que
« les micrographes ont cru être les spores du champignon de
« Schoenlein ; mais on trouve beaucoup moins de tubes qu'ils ne
« ne l ont dit ; ces tubes, dont l'organisation n'est pas bien accusée,
« ne ressemblent pas aux tubes que l'on voit dans les prépara-
« tions d'un oïdium ou d'un torula, qui devrait en contenir beau-
« coup moins, d'après M. Robin, qui range la production favique
« dans la tribu des oïdiées, dont l'organisation est plus complète
« que celle des torulacées. »

« On ne trouve que par hasard, dans les préparations de favus
« de vrais tubes que l'on puisse rapporter à du mycélium, et même
« alors ces tubes sont peu ramifiés, quand ils le sont ; leur cavité
« n'est jamais nette, même à 600 diamètres ; en un mot, leur as-
« pect n'est pas le même que si l'on examine un vrai cryptogame.
« Cependant, il arrive quelquefois de rencontrer, dans de la matière
« faveuse vieillie sur des sujets malpropres, des tubes ressemblant
« assez à du mycélium; mais ce n'est qu'exceptionnellement, et je
« crois qu'alors il y a bien réellement un champignon développé
« sur une matière animale, la matière faveuse en décomposition ;
« ce serait alors une moisissure ou l'analogue de ces cryptogames
« qui croissent sur les matières animales et végétales en décom-
« position. »

« Les sporidies m'ont toujours échappé dans le favus, et si quel-
« quefois on rencontre une série, une réunion de cellules ou de
« corpuscules bout à bout, on ne sait réellement à quoi rapporter

« cet aspect, qui n'a rien de régulier, et ne ressemble nullement
« aux chapelets de cellules et aux sporidies qu'on trouve dans les
« préparations d'un toru'a ; en un mot, il suffit de comparer deux
« préparations, l'une de favus, l'autre d'oïdium ou de torula, pour
« se convaincre que ces productions, loin d'être identiques, sont
« complétement différentes, de sorte que le microscope me paraît
« infirmer l'opinion de M. Bazin, qui prétendait tirer de l'examen
« microscopique une preuve en faveur de la nature végétale du
« favus et de l'identité d'aspect et de structure de la production
« favique et des moisissures qui croissent sur les matières ani-
« males et végétales en décomposition.

    « Cette conclusion de M. Bazin, dit M. Chausit, en faveur de la
« nature végétale du favus me paraît d'autant plus extraordinaire
« qu'il avait parfaitement vu les différences qui existent dans les
« deux cas ; car, tout en concluant à l'identité entre les deux sub-
« stances, il ajoute : Sauf la différence des sporules dont les parois
« sont plus noires, plus épaisses, plus accusées, dont la double en-
« veloppe s'aperçoit à un moindre grossissement, sauf la différence
« des tubes, qui sont plus rectilignes, M. Bazin aurait dû ajouter
« sauf l'aspect général, sauf l'ensemble. »

L'opinion de M. Tarnier est inadmissible. Comment
pourra-t-il expliquer que MM. Robin et Bazin, qui ont parfaitement décrit les spores, aient si mal vu les tubes, quand
les unes et les autres se pressent en si grand nombre sur la
même préparation? Vous le savez tous par expérience, Messieurs, il ne vous a pas fallu une grande habitude du microscope pour reconnaître dans une parcelle de croûte faveuse,
quelque petite qu'elle soit, tous les éléments dont j'ai donné
la description, c'est-à-dire des sporules ovoïdes dont le dia-
mètre peut atteindre jusqu'à 0,008 mil. et paraissant former
deux enveloppes, des tubes vides (mycelium) ou pleins de
sporules (sporidies) flexueux, simples ou ramifiés, formant
des tiges plus ou moins larges et quelquefois articulées. Vous
avez pu voir que ces tubes ne sont pas rares, et existent non
pas seulement chez quelques sujets malpropres, comme veut
bien nous l'apprendre M. Tarnier, mais indistinctement chez

tous les malades affectés d'un favus ancien ou nouveau. Que
viennent vous dire mes contradicteurs? Que les tubes de
mycelium qu'on trouve dans le favus ne sont autres que des
moisissures développées sur des matières animales ou végétales en putréfaction. C'est une grande erreur. Il y a, il est
vrai, une grande analogie entre les moisissures et le champignon du favus, mais il y a aussi des nuances qui en font des
variétés distinctes. La preuve la plus évidente qu'on puisse
donner de la différence capitale qu'il y a entre ces cryptogames, preuve qui n'exige pas le secours du microscope,
vous la trouverez dans l'inoculation. Chez le même sujet, in-
sérez sous l'épiderme, d'une part, un fragment de moisissure,
et de l'autre une parcelle de croûte faveuse : dans le premier
cas, vous n'obtiendrez jamais aucun résultat ; dans le second,
vous verrez toujours se produire, dans un espace de temps
assez court, du favus épidermique si la pointe de votre lancette n'a rencontré que l'épiderme, du favus en godet si elle
a rencontré l'orifice du follicule pileux. Puisque la moisissure
ne germe jamais sur la peau, tandis que le champignon du
favus se reproduit toujours par inoculation, on est bien forcé
d'admettre logiquement que ces deux substances sont bien
différentes.

M. Chausit s'appuie sur l'opinion de M. Léveillé :

« La croûte de la teigne, dit ce botaniste, n'est, pour moi,
« qu'une masse composée de parcelles membraneuses, de globules
« graisseux et d'autres globules dont j'ignore la nature, et qui
« sont altérés dans leurs formes et agglutinés les uns aux autres.
« Ce qui semble le prouver d'une manière incontestable, c'est que
« la sérosité qui s'écoule d'une surface qu'on vient de mettre à nu
« en enlevant la croûte est formée de globules absolument sem-
« blables ; seulement, ils sont plus visibles, parce qu'ils sont déga-
« gés de toute matière étrangère.

« Pour se convaincre du peu d'identité qui existe entre la teigne
« et des champignons microscopiques, il suffit de les comparer en
« nature alternativement, au lieu de consulter un dessin ou une

« description qui, pour des objets aussi petits, laissent toujours
« de l'incertitude. » (*Considérations mycologiques, suivies d'une
nouvelle classification des champignons,* p. 31.)

Il est bien évident, d'après ce que vous venez d'entendre,
que l'on a présenté à M. Léveillé des malades affectés d'eczéma
ou d'impétigo, et non de favus. Dans cette dernière affection
il n'y a pas de suintement, quand on a enlevé la croûte, et la
raison en est facile à comprendre. Le godet se développe
entre deux lames d'épiderme faciles à démontrer, et quand on
l'enlève, la lame profonde reste intacte, et il n'y a pas de surface dénudée.

« Il est vrai que les adeptes du parasitisme n'hésitent point à
« considérer comme les spores du champignon ces corps arrondis
« dont M. Léveillé ignore la nature. S'il est permis d'établir une
» comparaison, nous dirons qu'ils ressemblent moins à un végétal
« qu'à la matière sébacée dont Kolliker a donné la description et
« le dessin (*Histologie humaine*), et qui, d'après ce savant histo-
« logue, provient, par métamorphose, des cellules d'épithélium
« nucléaire tapissant la face interne des conduits glandulaires. »

Il y a dix ans que j'ai fait voir la différence fondamentale
qu'il y a entre la matière faveuse et la matière sébacée : la
première se dissout dans l'alcool, l'éther, le chloroforme, ce
que ne fait pas la seconde ; la potasse, l'acide nitrique, l'acide
sulfurique ont également une action distincte sur les deux
substances. J'ai démontré également que, si la matière favique n'était que le produit d'une hypersécrétion des glandes
sébacées, on devrait trouver ces dernières hypertrophiées
chez les faveux. Il n'en est rien cependant. Tout cela n'empêche pas M. Chausit de revenir toujours à cette altération
de la matière sébacée, hypothèse que M. Cazenave, poussé
dans ses derniers retranchements, a mise en avant en dése-
poir de cause, sans pouvoir donner aucun semblant de preuve
à l'appui. Il faut avoir une grande envie de voir les choses où
elles ne sont pas pour trouver quelque analogie entre les
planches et la description que Kolliker a données de la matière

sébacée et les éléments du favus. Je vous fais passer les planches de Kölliker et celles de M. Lebert, afin que vous puissiez les comparer et juger par vous-mêmes du peu de fondement des assertions de M. Chausit, ce qui vous donnera en même temps une idée de la force de ses arguments.

HUITIÈME LEÇON.

Messieurs.

Dans mon Mémoire de 1852, sur la nature et le traitement des teignes, j'ai établi que la nature végétale de ces affections était nettement démontrée par la micrographie, la chimie et l'anatomie pathologique. M. Chausit a adopté dans son argumentation le même ordre. Dans la dernière leçon, je vous ai montré que ses objections tirées de la micrographie étaient sans valeur; je consacrerai la séance d'aujourd'hui à vous faire voir que les arguments qu'il tire de la chimie et de l'anatomie pathologique ne sont pas plus sérieux.

Réactifs chimiques.

« Sans doute, dit M. Chausit, l'éther, le chloroforme, l'ammo-
« niaque, l'acide nitrique, la potasse caustique se comportent avec
« la matière faveuse d'une manière différente qu'avec le pus, les
« matières grasses, le cérumen, les productions épidermiques;
« sur ce point, nous sommes d'accord avec M. Bazin. Mais ce sont
« là des preuves indirectes et desquelles on ne saurait conclure à
« la nature végétale du favus. »

M. Chausit est incomplet. Permettez-moi, Messieurs, de rétablir les faits. Je n'ai pas seulement démontré que les réactifs chimiques se comportent d'une manière différente sur la matière faveuse d'une part, et sur différents produits animaux de l'autre; j'ai encore fait voir que ces mêmes réactifs ont absolument la même action sur la matière faveuse et sur les moisissures. Est-ce là, je vous le demande, une preuve indirecte ?

Du reste, puisqu'il admet l'exactitude de mes recherches

chimiques, pourquoi M. Chausit remet-il toujours sur le tapis l'hypothèse de l'hypersécrétion d'une matière sébacée altérée, sur laquelle nous nous sommes expliqué dans la dernière leçon. Si, comme il le dit, il est d'accord avec moi, s'il sait que la matière sébacée est dissoute par l'éther et le chloroforme, tandis que la matière faveuse ne l'est pas, pourquoi admet-il toujours l'identité des deux produits ?

M. Chausit croit avoir trouvé le triomphe de sa cause dans la cellulose :

« Si la matière faveuse est formée entièrement par un cham-
« pignon comme on l'affirme, elle doit contenir à profusion de la
« cellulose végétale, base constitutive des véritables champignons,
« et dont les réactions caractéristiques se dessinent au contact de
« l'iode. C'est là une épreuve concluante, mais qui nous a tou-
« jours donné des résultats négatifs. »

Pourquoi en contiendraient-ils *à profusion ?* Je me suis borné à dire que le champignon des teignes et les moisissures, dont personne ne conteste la nature végétale, ont les mêmes réactions chimiques.

« En traitant préalablement la matière faveuse par l'acide sul-
« furique, nous n'avons jamais pu obtenir, au moyen de la tein-
« ture d'iode, cette coloration bleue d'iodure d'amidon dont parle
« M. Bazin, coloration qui ne fait jamais défaut quand on agit sur
« de véritables moisissures. »

M. Chausit a raison et tort tout à la fois. Je m'explique : Dans mon Mémoire sur la nature et le traitement des teignes, je n'ai pas parlé de la coloration bleue des spores du favus par l'iode ; ce fait se trouve dans mes Leçons sur les Affections parasitaires. C'est une addition de M. Pouquet, le rédacteur de ces leçons, qui a cité inexactement une expérience de M. Robin. Voilà, du reste, le passage de M. Robin :

« La teinture d'iode employée seule colore en brun jaunâtre
« foncé les spores, presque au même degré qu'elle le fait lorsqu'on
« opère sur des substances purement azotées. Cela tient à ce que
« la paroi de cellulose de ces corps ne se colore pas en bleu par

« l'action de l'iode seul ; de plus, le liquide contenu est azoté, et
« l'iode le colore en brun ; or, comme la paroi de cellulose est
« fort mince et ne se sépare pas du contenu, elle semble aussi for-
« tement colorée que lui. Si avant d'ajouter l'iode, on traite d'a-
« bord les spores par les acides chlorhydrique ou nitrique isolé-
« ment ou mélangés, ou même par l'acide sulfurique chaud, le
« contenu azoté est coagulé ; il se contracte et se détache des pa-
« rois de la spore et reste séparé vers le centre de celle-ci. Quel-
« quefois alors la teinture d'iode la colore seule en brun, et donne
« une teinte verdâtre à la même paroi de cellulose : cette colora-
« tion verte est due à la combinaison de la couleur jaune foncé de
« la teinture d'iode, vue par transparence, avec la teinte bleuâtre
« qu'elle donne à la cellulose modifiée par les acides. » (Robin ;
Histoire naturelle des végétaux parasites qui croissent sur
l'homme et les animaux vivants, 1853, page 265).

J'ai toujours obtenu les mêmes résultats que M. Robin.

Mais, s'il est vrai de dire que l'on n'obtient pas de coloration
bleue en traitant par l'iode les champignons des teignes, il
est tout à fait inexact d'avancer que cette coloration ne fait
jamais défaut quand on agit sur des moisissures. Voici l'avis
de M. Robin :

« Il y a des variétés de cellulose que ni l'iodo-chlorure de zinc,
« ni l'iode et l'acide sulfurique ne colorent en bleu, (cellulose des
« cellules des moisissures). » (loco citato, page 120).

« La liqueur de Schwveitzer et celle de M. Péligot dissolvent
« la cellulose. J'ai employé la liqueur indiquée par M. Péligot,
« qui dissout un poids de cellulose à peu près égal au poids du
« cuivre qu'elle contient. La matière faveuse, plongée dans ce
« liquide, se désagrège comme elle le ferait dans l'eau, mais con-
« serve ses caractères que l'on peut retrouver sous le microscope.
« Et tandis que l'addition d'acide chlorhydrique dans la liqueur
» où se trouve dissoute la cellulose, amène la précipitation de
« flocons blanchâtres de cellulose, dont on peut reconnaître les
« caractères, cette addition d'acide reste sans effet lorsqu'il s'agit
« de la matière faveuse qui se trouve ainsi distinguée d'avec les
« champignons microscopiques et la cellulose. »

8

Tout cela est du roman, et M. Chausit n'a certes pas vu
ce qu'il dit. Les moisissures ne donnent pas plus de cellulose que la matière favique, quand on les traite par la liqueur
de Péligot et qu'on ajoute de l'acide chlorhydrique. J'ai répété
plusieurs fois ces expériences avec M. le docteur Lemaire,
qui s'est beaucoup occupé de cette question. Dans aucun cas
nous n'avons obtenu la dissolution des matières traitées. Ce
fait se trouve confirmé dans un passage extrait des Leçons
de chimie de Malaguti (deuxième édition, p. 356). Ce savant
chimiste dit en parlant du liquide *cupro ammoniacal* de
Péligot :

« Si l'on répète l'expérience avec la moelle de certains arbres
« et le tissu fongueux des champignons, substances considérées
« jusqu'à présent comme de la cellulose presque pure, on observe
« que le nouveau dissolvant n'a pas de prise sur eux. »

Et plus loin :

« Enfin, tandis que le tissu utriculaire des fruits et les fibres
« corticales de tous les végétaux se dissolvent dans le nouveau
« réactif, les fibres ligneuses lui résistent et restent indissoutes
« autant que le tissu médullaire et celui des champignons. »

Mais revenons aux objections de M. Chausit :

« Avons-nous besoin, dit-il, d'invoquer encore les résultats des
« analyses chimiques qui démontrent dans la production faveuse
« 70 °/₀ d'albumine ? Aussi M. Lombard a-t-il pu demander
« pourquoi le prétendu champignon de la teigne a été mis dans
« le règne végétal : « Nulle part, dit-il, nous n'avons pu trouver
« une seule analyse chimique d'un véritable cryptogame où l'on
« signalât une telle proportion d'albumine, 70 °/₀. Si le myco-
« derme est un vrai parasite, il faut avouer qu'il est d'une cons-
« titution tout animale, et qu'il n'a, quant à sa nature, rien
« d'analogue parmi les êtres du règne végétal. » (Bulletin de l'A-
cadémie royale de Belgique, p. 471, 1853).

La cause de l'erreur de M. Lombard est facile à concevoir,
quand on songe qu'il est matériellement impossible de séparer complètement la matière champignoneuse des teignes des

produits animaux, tels que poils, épiderme, matière sébacée, etc..... qui l'entourent. Qu'y a-t-il d'étonnant dès-lors,
que l'on trouve de l'albumine dans une analyse qui a porté
à la fois sur le cryptogame et sur ces diverses substances
animales? Ce n'est pas là une raison suffisante pour affirmer
que le mycroderme est d'une constitution animale.

En résumé, vous voyez, Messieurs, que les arguments
tirés de l'analyse chimique et invoqués par M. Chausit
contre la nature végétale des spores du favus, ne soutiennent
pas un examen sérieux. M. Chausit n'a pas mieux été inspiré
pour l'anatomie pathologique. Écoutez-le :

« Les arguments empruntés à l'anatomie pathologique se ré-
« duisent, en définitive, à cette seule objection, que les favi ne
« sont pas le produit d'une inflammation simple, ni spécifique, puis-
« qu'ils ne présentent pas les caractères d'une affection pustu-
« leuse, mais l'absence de ce caractère pustuleux, que personne
« n'admet plus aujourd'hui. » (C'est bien heureux ! !) « a con-
« duit les adeptes du parasitisme à deux conclusions également
« erronées : 1° à nier l'ensemble des phénomènes inflammatoires
« qui précèdent et accompagnent le développement de la matière
« faveuse ; 2° à admettre, par contre la nature végétale de cette
« production, ce qui n'a pas encore été démontré. »

M. Chausit veut bien admettre que la matière favique
n'est pas produite par des pustules; mais alors, puisqu'il
accorde une importance capitale à l'inflammation qui précède et accompagne son développement, peut-il nous dire
quelle forme anatomique elle revêt. Si l'on n'observe pas
de pustules, voit-on davantage des papules, des tubercules?
Qu'est-ce donc, en résumé, que cette matière favique, pour
M. Chausit ? Est-ce du tubercule ? est-ce du cancer ? Il serait bien embarrassé de le dire. Il abandonne à regret l'hypothèse de la matière sébacée altérée, et essaie de prouver
que le cryptogame est l'effet et non la cause du favus. Voyez
la preuve qu'il donne :

« On peut, sans doute, à l'autorité de Muller qui trouve une

« certaine analogie d'aspect entre la matière faveuse et celui du
« torula cerevisia (*Archives de physiologie*),ajouter celle de Vogel
« qui trouve que *les croûtes se composent en grande partie de*
« *champignons unis par une matière amorphe...* !! Cependant ce
« dernier auteur ajoute un peu plus loin : *Je suis fermement per-*
« *suadé que, dans la teigne, l'exsudation qui a lieu par les vais-*
« *seaux de la peau constitue le phénomène primitif, la condition*
« *première.* »

Si tout cela suffit à M. Chausit, il faut avouer qu'il n'est
pas très exigeant. Sont-ce des preuves directes de cette nature qu'il réclamait à grands cris pour accepter la nature
végétale de la matière favique ?

M. Chausit adopte enfin l'opinion de M. Didot de Liége,
pour lequel «la croûte du favus n'est qu'un véritable plasma,
« c'est-à-dire, le résidu sec de la sérosité du sang, sortie des
« vaisseaux et plus ou moins chargée de fibrine dissoute. Mais
« ce plasma a été liquide d'abord, et, avant de se dessécher,
« il a subi un commencement d'organisation élémentaire,
« c'est-à-dire que, outre la fibrine fibrillaire et granuleuse,
« il renferme aussi la cellule granulée qui en dérive et qui
« n'est elle-même qu'une forme organique plus avancée de la'
« fibrine sortie des vaisseaux. » (Bulletin de l'Académie
royale de Belgique, 1853, p. 303.)

Quelle hypothèse obscure ! Il ne faut pas avoir observé de
malades affectés de favus pour avancer de tels faits. Qu'est-ce
que c'est que cette fibrine d'un nouveau genre qui, placée
sur la tête d'un individu sain, reproduira la matière favique ?
L'examen microscopique ne donne même pas une apparence
de raison à l'opinion de M. Didot, et il suffit de jeter les yeux
sur des préparations de matière favique d'une part et de
différentes espèces de fibrine de l'autre, pour voir qu'il ne
saurait y avoir un seul instant confusion.

Nous venons de voir que M. Chausit accusait les adeptes
du parasitisme, de nier l'ensemble des phénomènes inflammatoires qui précèdent et accompagnent le développement de
la matière faveuse. Je lui répondrai qu'il se trompe; aucun

parasitophile n'a jamais nié l'inflammation qui accompagne la germination du parasite; tous, au contraire, admettent parfaitement que la présence d'un parasite animal ou végétal peut déterminer des éruptions inflammatoires symptomatiques. Quant à l'inflammation qui précède le développement de la matière faveuse, c'est autre chose, et, pour mon compte, je la nie complétement. Non que je veuille dire par là qu'on n'observe jamais de phénomènes inflammatoires avant l'apparition des godets, mais alors on doit admettre que ces phénomènes inflammatoires sont indépendants du favus, et qu'il s'agit d'une teigne entée sur une affection préexistante, comme par exemple, un eczéma ou un impétigo.

Ce qui vient à l'appui de cette opinion, c'est que ces phénomènes inflammatoires, loin d'être observés constamment, comme ils devraient l'être, s'ils avaient l'importance qu'on veut leur donner, sont au contraire relativement rares.

Peut-on dire, avec M. Chausit, que c'est l'absence de pustules qui m'a conduit à admettre la nature végétale du favus? Pas le moins du monde, car ces pustules existent quelquefois. Mais, pour moi, vous le savez, elles ne constituent qu'une éruption symptomatique de la présence des parasites. Ce qui m'a démontré la nature végétale du favus, c'est l'examen microscopique.

M. Chausit a pris dans la brochure de M. Rochard, sans en indiquer la provenance, un argument qu'il trouve très fort. C'est une phrase de mon propre livre sur les parasites, que l'on tourne contre moi:

« M. Bazin lui-même, évidemment à son insu, fournit des
« arguments qui viennent à l'appui de cette opinion et qui sont
« contraires à ses idées sur la nature végétale du favus. En par-
« lant de l'hypersécrétion d'épiderme qui caractérise la première
« période de la teigne scutiforme, en cercles, et dont le dévelop-
« pement précède de plusieurs septenaires l'apparition au dehors
« du godet faveux lui-même, cet auteur s'exprime ainsi; *chose*
*remarquable! il semble que cette production d'épiderme se trans-
forme insensiblement dans les éléments du parasite végétal. Les*

cellules épidermiques deviennent de plus en plus allongées et ne sont bientôt plus que des tubes de mycélium auxquels se joignent plus tard des sporules, longtemps avant que l'œil puisse distinguer la couleur jaune de la matière faveuse. Le doute n'est donc plus permis, s'écrie M. Chausit; ce sont bien des cellules épidermiques qui se transforment en les éléments du végétal, en tubes de mycélium. Nous reviendrons plus loin sur ce point. La seule conclusion que nous voulions tirer pour le moment de cet examen microscopique fait par M. Bazin lui-même, c'est que le champignon n'est pas le phénomène initial de la maladie teigneuse, puisqu'il est consécutif à une hypersécrétion d'épiderme existant déjà depuis plusieurs semaines. Sa formation serait même indépendante de la matière faveuse, car elle a lieu *longtemps avant que l'œil puisse distinguer la couleur jaune de la matière faveuse.* »

C'est une objection plus spécieuse que solide. Une telle interprétation d'une phrase isolée de mon livre ne peut avoir d'action que sur des demi-savants, des médecins peu au courant des questions dermatologiques; des gens du monde enfin, auxquels, du reste, M. Rochard adresse sa brochure, J'ai commencé la phrase qu'on me reproche par : *il semble que....* etc; c'est assez dire que je ne suis pas sûr, que je me défie d'une apparence trompeuse. J'ai donc avancé le fait sus-mentionné comme une chose douteuse qui pourrait bien n'être qu'une illusion d'optique et non comme un fait certain, définitivement acquis à la science.

Je n'ai jamais dit qu'il y avait avant la germination du parasite une hypersécrétion d'épiderme. Cette hypersécrétion accompagne, mais ne précède pas le développement du cryptogame.

D'ailleurs, de ce que cette hypersécrétion d'épiderme s'observe longtemps avant que l'on puisse apercevoir la couleur jaune de la matière favique, que veut-on en conclure ? Que le champignon ne préexiste pas. Rien de moins fondé qu'une pareille assertion. La couleur jaune n'apparaît que lorsque la matière favique est en masses appréciables à l'œil nu; mais on ne saurait l'observer au début, alors que les spores et les tubes sont relativement rares si on les compare à ceux que l'on trouve dans une parcelle infiniment petite, mais cependant visible à l'œil nu, de matière favique. Tout le monde sait, du reste, que le champignon peut germer longtemps sous l'ongle, avant qu'on observe la moindre coloration jaune. Dans le favus pityriasique que l'on voit si souvent sur le corps des malades affectés depuis longtemps de favus du cuir chevelu, et dont le développement est dû à une sorte d'inoculation de l'achorion par les ongles du malade qui se livre à de fréquents grattages, dans le favus pityriasique, dis-je, on ne voit pas de couleur jaune, et cependant il suffit de racler légèrement les plaques furfuracées pour obtenir des milliers de spores cryptogamiques mêlées à des cellules épidermiques.

M. Chausit porte un intérêt tout spécial aux champignons que je n'admets pas. Il revient sur la puccinia favi d'Ardsten :

« **Deux motifs**, dit-il, nous obligent à en parler. Le premier, c'est le silence immérité des dermatologues français, au sujet d'une découverte qui devrait pourtant intéresser les parasitophiles. Mais le silence a ses avantages ; il dispense de toute explication. Le second motif, c'est que l'interprétation donnée par M. Robin, le seul qui en ait fait mention, est une flagrante contradiction clinique. »

Pendant qu'il était en train de s'enthousiasmer pour des champignons méconnus, M. Chausit aurait dû citer le microsporon en huit de chiffre de M. Devergie.

J'avoue que ces champignons m'intéressent très peu, et pour une bonne raison, c'est qu'ils n'expliquent aucun fait clinique, et que leur existence, s'il est bien prouvé qu'ils existent réellement, n'a aucune influence sur le développement, la marche et le traitement des affections parasitaires. Ce ne sont que des épiphénomènes, n'ayant rien de constant, et, par conséquent, dont le rôle est fort accessoire. Rappelez-vous, Messieurs, ce que M. Chausit lui-même veut bien admettre, c'est-à-dire qu'il faut, pour qu'une affection puisse être dite parasitaire, que le champignon joue le triple rôle de cause, de symptôme et de lésion : ainsi vous savez que dans l'acné on trouve souvent un insecte, le démodex ; mais comme il ne modifie en rien l'affection acnéique, cette dernière ne doit pas être rangée dans les affections parasitaires. Le démodex est le parasite, non de l'acné, mais de la matière sébacée ; il est l'analogue de l'acarus du fromage. De même la puccinia favi décrite par Arndsten doit être considérée comme le parasite du parasite.

Est-il vrai que l'opinion de M. Robin sur la puccinia favi soit une véritable contradiction clinique ?

Pas davantage. Suivant M. Chausit, ce champignon ne saurait être un épiphénomène, parce que, dit-il, il siége surtout dans les squames épidermiques qui précèdent le développement de la matière faveuse et que, par conséquent il existe avant cette dernière.

Je suis complétement de l'avis de M. Robin, et je trouve que dans cette question le microscope est parfaitement d'accord avec la clinique. Je vous ai fait voir, en effet, qu'alors même que l'affection parasitaire n'est encore qu'à la période pityriasique, le champignon est déjà très développé au milieu des squames épidermiques et appréciable au microscope, quoiqu'il ne soit pas encore visible à l'œil nu sous forme de matière favique jaune. Par conséquent, le fait de la présence de la puccinia favi dans les squames épidermiques ne prouve pas qu'elle préexiste à l'achorion Schœnleinii.

Nous en avons fini avec l'histoire du favus. Vous avez pu voir, Messieurs, qn'aucune des objections de M. Chausit n'a de valeur réelle, et que l'examen microscopique, la chimie, l'anatomie pathologique, loin de fournir, comme voudrait le faire croire M. Chausit, des preuves convaincantes contre les opinions que j'ai énoncées dans mes leçons sur les affections parasitaires, sont au contraire d'accord pour démontrer d'une manière évidente la nature végétale de la matière faveuse.

Nous arrivons maintenant à la deuxième catégorie d'affections parasitaires dans laquelle M. Chausit range l'herpès tonsurant, l'herpès circiné, l'herpès iris, l'herpès squameux, la mentagre, le vitiligo, le pityriasis versicolor, les éphélides des femmes enceintes, l'acné punctata, l'acné varioliforme ou molluscum :

« On aurait sans doute le droit d'être surpris du nombre *toujours croissant* des maladies dites parasitaires, si l'expérience n'avait déjà démontré que les systèmes les plus réprouvés par la clinique, trouvent des défenseurs convaincus et des preuves plus ou moins solides. Le parasitisme ne pouvait se soustraire à cette loi ; mais s'il a trouvé des défenseurs très convaincus, les preuves sur lesquelles il s'appuie sont peu convaincantes ; et la facilité avec laquelle on découvre de nouvelles spores végétales démontrerait, au besoin, que, pour certains dermatologues, la classe des maladies parasitaires repose sur cette maxime :

« Prend-on du champignon, on n'en saurait trop prendre. »

C'est toujours la même idée, le morbidisme végétal ! M. Chausit pense peut-être aussi qu'il n'en saurait trop prendre. Je me suis déjà expliqué avec vous sur ce point, et vous ai montré ce qu'il en fallait penser. Je n'y reviendrai pas. Les nouvelles spores végétales que l'on découvre si facilement n'existent que dans l'imagination de M. Chausit, où nous les laisserons, si vous voulez bien, végéter et se flétrir sans autre discussion :

« Mais à mesure que le nombre de ces maladies augmente, on voit diminuer et la valeur et la netteté des caractères attribués aux cryptogames qui leur donnent naissance. Ces champignons, uniquement constitués par des spores, sont de moins en moins visibles ; ils deviennent plus rares ; dans beaucoup de maladies, leur existence est difficile à constater ; elle est souvent hypothétique, soupçonnée plutôt que démontrée. »

Il est assurément très commode pour M. Chausit de nier des faits qui contrarient son opinion. Mais il n'en est pas moins vrai, et je vous l'ai fait constater à tous, que les spores du trichophyton sont aussi faciles à voir au microscope que celles de l'achorion :

« Ainsi nous les avons vainement cherchés dans le vitiligo, dans l'herpès squameux, l'herpès iris, l'herpès circiné non tonsurant. M. Bazin prétend, il est vrai, qu'à la première période de la teigne tonsurante (herpès circiné de tous les auteurs) on trouve les *éléments* du parasite sur le bouton et la racine du cheveu. C'est une déclaration bien vague, et l'on a le droit de demander quels sont ces éléments, à quels caractères distinctifs on peut les reconnaître. »

Si M. Chausit n'a pas vu de champignons dans les affections qu'il cite, c'est qu'il n'a pas voulu les voir ou les a mal cherchés. Il mérite plus que moi l'accusation qu'il me lance bien mal à propos d'obéir à des nécessités de système. Le sien consiste à nier ce que tout le monde admet aujourd'hui. Il se demande ce que peuvent être les éléments d'un végétal qui, parvenu à son entier développement, est uniquement composé de spores. C'est jouer sur les mots ; car il est bien évident qu'en disant que l'on trouve les éléments du parasite sur le bouton et la racine du cheveu dans la première période de la teigne tonsurante, j'ai voulu parler des spores cryptogamiques elles-mêmes. Du reste, s'il est vrai qu'à la période de parfait développement on n'observe dans la teigne tonsurante que des spores je suis porté à croire, d'après mes propres expériences, qu'au début ainsi qu'à une période avancée de la maladie, on trouve aussi des tubes de mycélium.

J'ai donné d'ailleurs plus de détails que ne veut bien le dire, M. Chausit sur les altérations du poil au début de la teigne tonsurante. Vous pouvez lire, en effet, à la page 194 de mes leçons sur les affections parasitáires, (deuxième édition) :

« A une période moins avancée de la teigne tonsurante, à la période herpétique, on peut, non sans difficultés, extraire de leurs bulbes les poils malades. On voit alors, sur la partie intra-cutanée, des altérations du même genre, mais moins avancées que celles dont nous venons de parler. Des spores existent encore autour du poil et dans son épaisseur, mais elles ont des diamètres différents, sont moins nombreuses, moins régulièrement arrondies ; quelques-unes même sont allongées et se rapprochent ainsi des tubes de mycélium. Une altération remarquable des poils, plus remarquable cependant dans la pelade que dans la teigne tonsurante, consiste en des renflements olivaires ou tubéreux qui paraissent formés, au moins en grande partie, par une accumulation de matière parasitaire et sont plus fréquents et plus prononcés sur la racine que sur la tige..... »

Aussi doit-on considérer comme une grave erreur l'assertion de M. Chausit, qui prétend que :

« C'est dans l'herpès tonsurant parvenu à sa période d'état et jamais au début que l'on constate autour du poil et dans sa partie centrale, l'existence de ces petits corps arrondis que l'on croit être de nature végétale. »

Plus loin, il ajoute :

« Dans quelques cas de mentagre tuberculeuse, nous avons rencontré aussi à la base des poils, des granulations arrondies qui nous paraissaient présenter une grande analogie de configuration avec les corpuscules de l'herpès tonsurant. Nous avons voulu connaître l'avis d'un homme compétent sur la nature probable de ces granulations, et nous nous sommes adressé à l'obligeance bien connue du savant et modeste professeur Moquin-Tandon. Cet éminent botaniste nous a envoyé la note suivante constatant le résultat de son examen microscopique, le 8 septembre 1858 : *A la base* des poils qui me sont présentés, je ne vois, rien qui ressemble à un végétal quelconque : mais je trouve des granulations dont je ne comprends pas bien la nature. »

« A un autre point de vue, cette déclaration du professeur Moquin-Tandon rappelle l'opinion de M. Léveillé sur la nature des globules de la matière faveuse. Et nous ne pouvons nous empêcher de faire remarquer que, dans cette étude du parasitisme appliqué à l'étude des maladies de peau, ce sont précisément les botanistes qui nient ou hésitent à admettre l'existence du champignon, tandis que les médecins affirment sans preuves, trop décisives à l'appui, que la matière faveuse ou les autres corps arrondis situés autour des poils sont réellement de nature végétale. »

Que répondre à M. Chausit, sinon qu'il est resté étranger aux progrès de la science accomplis depuis dix ans ? Il n'est plus permis de voir, comme M. Chausit, dans l'herpès circiné, le pityriasis alba, et dans le sycosis, trois maladies différentes, alors que les externes de cet hôpital les moins expérimentés savent que ce sont trois périodes de la même maladie, de la teigne tonsurante, qui reconnaissent une même cause, le trichophyton. Ne vous ai-je pas montré ces trois affections sur le même malade assez de fois pour vous faire voir qu'il y avait là plus qu'une simple coïncidence ? Je crois, du reste, qu'il y a plus d'affectation que de conviction dans le dire de mon contradicteur : il connaît parfaitement les rapports qui existent entre les trois périodes. La preuve, c'est que dans un mémoire sur le sycosis (*Gazette hebdomadaire*, 1856) il a cherché à s'approprier une partie de mes idées en prétendant avoir signalé le premier la présence de disques érythémateux dans cette affection. J'ai apprécié à sa juste valeur cette prétention (*loco citato*, p. 158) en montrant la parenté étroite qui existe entre ces disques érythémateux et les éruptions que j'ai décrites dans la première période de la teigne tonsurante. Comme le plagiat était trop visible, M. Chausit a supprimé le moyen terme, la deuxième période, le pityriasis alba, mais cette modification de mes idées n'est pas heureuse, et je ne crois pas qu'elle suffise pour couvrir de gloire son auteur.

Ce qui fait que M. Chausit ne voit pas le parasite, c'est qu'il le cherche mal, vous ai-je dit tout à l'heure. Et, en effet, ne vient-il pas nous dire lui-même que c'est sur des poils de sycosis tuberculeux qu'il a demandé l'avis de M. Moquin-Tandon. Or, j'ai démontré depuis longtemps (p. 177) que lorsque la teigne tonsurante arrivait à l'état de sycosis tuberculeux, une sécrétion purulente assez abondante avait lieu dans le follicule pileux dont les parois étaient enflammées dans toute leur étendue. Le pus sécrété joue à l'égard du champignon qu'il baigne le rôle d'un agent parasiticide. Le cryptogame est donc détruit du moins en grande partie, et il est, sinon impossible, au moins très difficile de trouver des spores sur les poils. C'est sur les gaînes blanches qui recouvrent les poils cassés et non dans les pustules qu'il faut chercher le trichophyton.

« Nous avons voulu les soumettre (champignons de la deuxième catégorie) à l'épreuve des réactifs chimiques et combler ainsi une lacune dans l'histoire de ces maladies parasitaires. Ni M. Hardy, ni M. Bazin ne parlent de ces expériences qu'ils ont seulement appliquées à l'étude de la matière faveuse. »

Pourquoi toujours Hardy et Bazin ? Pourquoi ne pas parler aussi de MM. Gibert et Devergie ? Ce dernier n'a-t il pas aussi son parasite, son microsporon en huit de chiffre ?

« Mais, comme pour le favus, les réactifs chimiques ne fournissent pas de preuves plus décisives en faveur de la nature végétale des granulations que l'on rencontre sur les poils brisés de l'herpès tonsurant ou sur ceux de la mentagre. »

Si je n'ai pas traité par les réactifs chimiques le trichophyton, c'est qu'il ne se présente pas en masses assez considérables pour être isolées sûrement des matières qui l'entourent et qu'il est impossible de ne pas comprendre ces matières dans l'analyse chimique. M. Chausit ne s'est point inquiété de ces causes d'erreur; ses nombreuses expériences ne prouvent donc absolument rien.

Pour le même auteur, les corps arrondis que l'on observe sur les poils cassés de la teigne tonsurante ne sont autres que les éléments du poil lui-même modifiés par la maladie. Il prétend trouver dans mes leçons la preuve de ce qu'il avance. Malheureusement pour lui, ces preuves se réduisent à peu de chose. J'ai écrit, à la vérité, qu'il semblait à l'observateur que les cellules d'épiderme se transformassent insensiblement dans les éléments du végétal, mais il faut aussi ajouter que c'est une apparence, une sorte de comparaison que je voulais établir pour donner une idée de la germination du parasite, et non un fait certain que je donnais comme démontré.

M. Chausit tire un autre argument des planches de mon ouvrage où, dit-il, les stries transversales et les globules pigmentaires étoilés ressemblent à s'y méprendre aux filaments tubuleux et aux sporules de l'achorion.

Mes planches ne sont pas irréprochables. M. Robin l'a dit bien avant M. Chausit (*loco citato*, p. 423) et j'accepte ses observations comme parfaitement justes. La faute en est à mon dessinateur M. Bion, qui, comme tous les artistes étrangers à la science, s'est laissé un peu entraîner par sa fantaisie au lieu de copier rigoureusement ce qu'il voyait.

Nous arrivons à la nature et à la contagion des maladies parasitaires.

M. Chausit commence par dire que la contagion ne doit être établie que par la clinique. Je suis parfaitement de son avis, et je ne puis que répéter ce que je vous ai déjà dit, c'est que j'avais observé que certaines affections cutanées sont contagieuses, bien avant d'y avoir trouvé des cryptogames. C'est même ce qui m'avait engagé à les séparer des autres affections et à rechercher pourquoi elles sont si rebelles aux traitements ordinaires.

« Nous avons vu que les caractères des objets déclarés de nature végétale, d'après l'inspection [microscopique, devenaient de moins en moins visibles à mesure que l'on s'éloigne de l'étude de la matière faveuse; nous avons même pu affirmer que, dans certaines maladies, on ne rencontrait absolument aucun vestige d'une germination cryptogamique De même, au point de vue de la contagion, on peut dire que la classe des maladies parasitaires a été successivement constituée par des maladies dont la propriété contagieuse n'est pas irrévocablement établie, et enfin, par des maladies qui, heureusement, ne jouissent pas de ce triste privilége. »

Il faut renverser la proposition de M. Chausit, et dire qu'il est aussi facile de distinguer le cryptogame dans toutes les espèces de teigne, quand on prend les précautions que j'ai indiquées.

M. Chausit veut bien admettre la contagion du favus et de

l'herpès tonsurant; c'est très heureux ! mais il prétend que personne n'a jamais pu constater la contagion du pityriasis versicolor, et il m'objecte l'opinion de M. Hardy qui la nie et admet que dans cette affection le parasite est un épiphéno- mène de la dartre.

La contagion du pityriasis versicolor est au contraire aujourd'hui un fait parfaitement démontré. Longtemps avant qu'on eut découvert un champignon dans cette affection, j'avais observé plusieurs cas de contagion. C'est ainsi, qu'à cette époque un jeune commerçant, sur le point de se ma- rier, et affecté de pityriasis versicolor, m'avait consulté pour savoir si son affection était contagieuse. N'ayant pas alors observé encore de faits de contagion, je fis une réponse négative. Trois mois après, mon malade revint me voir et m'amena sa femme, à laquelle il avait communiqué son pityriasis.

Un second fait semblable me donna l'éveil. Un malade vint réclamer mes soins pour l'affection en question. J'appris en causant que sa femme présentait des taches semblables aux siennes; je demandai et obtins l'examen et constatai chez elle un beau pityriasis versicolor. Depuis, ces faits se sont multipliés, et, une fois mon attention éveillée, j'ai pu en recueillir un grand nombre.

A côté de l'opinion de M. Hardy, que l'on m'oppose, il y a celle de M. Gibert. Ce n'est pas d'aujourd'hui que ce der- nier a dit :

« Le morbidisme végétal ne peut rien contre la doctrine des teignes, pas plus que Raspail contre la gale. »

Rien, du reste, ne justifie l'opinion de M. Hardy et la récidive fréquente du pityriasis versicolor sur laquelle on se fonde pour admettre que le parasite n'est que secondaire et que le terrain dartreux est tout, la récidive ne prouve rien, sinon que l'on a cessé le traitement trop tôt. Dans cette affection, en effet, sous l'influence des lotions parasiticides et des bains sulfureux, la couleur café au lait des taches s'efface rapidement et l'on peut croire le malade définitivement guéri.

Il n'en est rien, cependant, et l'observation m'a démontré qu'après cet effacement des taches on pouvait encore trouver des spores du microsporon furfur. Si donc, se fiant sur cette guérison apparente, on cesse le traitement, les spores ne tarderont pas à se multiplier et à reproduire l'affection parasitaire. Si au contraire, on continue les lotions parasiticides quinze jours, trois semaines après la disparition des taches, on n'observera jamais de récidive.

« Ecoutons M. Bazin plaider la contagion du favus par l'air comme véhicule des spores cryptogamiques : *Est-il donc si absurde ou si difficile d'admettre qu'une de ces nombreuses spores, d'une ténuité extrême, qui recouvrent la tête d'un teigneux, puisse être emportée par un léger mouvement dans l'air et déposée sur la tête d'un frère ou d'un camarade?.. Mais puisque l'on ne croit plus aujourd'hui aux générations spontanées, et que la teigne dépend toujours de la présence sur les poils d'un végétal parasite, n'est-il pas évident qu'il faut de toute nécessité admettre la contagion dans la production de ces affections de la peau.* » (Page 55).

« N'est-ce pas une accumulation d'hypothèses ? On commence par admettre, ce qui n'est pas encore démontré, que la matière faveuse est un végétal parasite, puis on conclut que la contagion doit avoir lieu par les spores de ce prétendu végétal, qu'un léger mouvement de l'air dépose sur la tête d'un frère ou d'un camarade. »

« On pourrait croire, au moins, qu'on a eu occasion de voir ces spores transportées par l'air. Mais on fait encore une supposition : Est-il donc si absurde ou si difficile d'admettre... etc. Il ne s'agit pas de savoir s'il est absurde ou difficile d'admettre ce transport ; il s'agit de prouver qu'il a lieu. Or, nous affirmons qu'on ne l'a point démontré et que personne n'a vu, pas même M. Bazin, ces spores, nous ne dirons pas dans l'atmosphère en général, mais même dans l'atmosphère limitée que respirent les teigneux dans une salle d'hôpital. »

Que M. Chausit soit satisfait ! ces spores existent dans l'air et y ont été vues. Cela ne fait plus l'objet d'un doute depuis l'expérience de M. le docteur Lemaire. Je laisse la parole à ce médecin distingué pour la grande édification de M. Chausit :

« Un malade âgé de 16 ans, atteint de favus depuis 7 ans, avait tout le cuir chevelu envahi par le mal. Il n'avait suivi aucun traitement. Je plaçai ce malade à l'extrémité du casier d'un bureau, de manière que sa tête dépassât la planche qui termine supérieurement ce casier. Je plaçai à 50 centimètres de la tête deux vases allongés remplis de glace et reposant sur une petite cuvette. Alors un courant d'air fut établi de manière à transporter la poussière faveuse vers ces vases. Je fis agiter les cheveux et les croûtes en les faisant gratter par le malade, et l'air emporta à une assez grande distance des parcelles de matière favique, visibles à l'œil nu, dans lesquelles le microscope me permit de constater l'existence de l'achorion. Ce premier résultat avait déjà son intérêt, mais celui que j'attendais des vases remplis de glace devait en avoir un autre plus important, et mon attente ne fut pas trompée. En effet, le courant d'air qui passait sur la tête du malade venait de frapper ces réfrigérants, y déposait l'eau qu'il tenait en suspension, et cette eau, découlant le long des parois, se réunissait dans la cuvette. C'est dans ce liquide que j'ai trouvé un grand nombre de *spores isolées*. Il est difficile de préciser la distance à laquelle ces spores peuvent être transportées, mais on ne saurait douter qu'elles ne puissent l'être fort loin. »

« L'expérience a été répétée plusieurs fois devant M. le docteur Deffis, et une autre fois en présence de M. Bazin, de son interne et d'une douzaine d'élèves. Tous ont constaté dans une seule goutte de liquide l'existence d'une trentaine de spores isolées. Une autre expérience faite dans des conditions beaucoup moins favorables a été aussi couronnée de succès. »

« Ainsi, nul doute, les spores de l'achorion sont charriées par l'air atmosphérique. L'hypothèse de M. Bazin est aujourd'hui démontrée.

(Note à l'Académie des sciences, séance du 18 juillet 1864.)

M. Chausit, comme tous les parasitophobes, glisse légèrement sur les inoculations. Il se contente d'affirmer qu'elles ne réussissent pas toujours, et que, lorsqu'elles réussissent, elles ne produisent qu'un *demi* ou un *quart* de favus qui disparaît après quelques jours de durée.

Que veut-il dire avec son demi et son quart de favus ? L'inoculation réussit toujours; il y a seulement des différences qui résultent des conditions diverses de l'expérience. Je vous ai déjà dit tout à l'heure que pour obtenir du favus en godet, il fallait de toute nécessité que la pointe de la lancette atteignît l'orifice du conduit pileux et y déposât les spores dont elle était chargée. Vous comprendrez aisément que c'est le hasard et non la volonté de l'expérimentateur qui amène ce résultat. C'est ce qui explique la rareté relative du favus en godet, à la suite de l'inoculation. Mais, je me hâte d'ajouter que si, à la vérité, on n'obtient pas toujours le favus en godet, il ne faut pas en conclure que l'inoculation n'a pas réussi. On observe alors au bout de quinze ou vingt jours, sur le point piqué, une production de squames blanchâtres striées de jaune, que le microscope démontre être formées de spores et de cellules d'épiderme. C'est du favus épidermique. Le champignon inoculé n'avorte jamais; mais il peut sommeiller pendant un certain temps, comme l'acarus de la gale, quand il ne trouve pas les conditions nécessaires à son existence. Quoique, dans l'état actuel de la science, nous ne connaissions pas ces conditions, le fait n'en est pas moins établi.

« Nous avons le droit de faire remarquer qu'en cherchant à expliquer les mystères de la contagion et de l'inoculation des maladies cutanées par le transport des spores cryptogamiques dont l'existence n'est pas solidement établie, M. Bazin place la question dans un cercle vicieux. *Hoc erat demonstrandum.* »

Et moi, je me crois en droit de conclure que l'inoculation favique a fait disparaître le mystère qui entourait la contagion de l'affection qui nous occupe et a démontré la nature végétale des spores, puisqu'il n'y a qu'un animal ou un végétal qui, inséré sous l'épiderme, puisse reproduire un être semblable à lui.

NEUVIÈME ET DIXIÈME LEÇONS.

Messieurs,

La leçon d'aujourd'hui sera employée à terminer l'examen
critique des articles de M. Chausit contre le parasitisme.
Nous allons reprendre cet examen où nous l'avons laissé :
je vous ai fait voir dans la dernière séance, et c'est par là que
j'ai terminé, que la contagion des affections parasitaires, et
particulièrement la contagion par inoculation, étaient des arguments sans réplique contre l'opinion de M. Chausit, et
démontraient la nature végétale des teignes. J'ai examiné la
question surtout pour le favus ; il me reste donc, en suivant
l'ordre adopté par M. Chausit à vous montrer que les autres
affections cutanées qu'il range dans sa deuxième catégorie
sont tout aussi contagieuses que le favus.

MENTAGRE.

« C'est encore à l'aide des mêmes hypothèses, dit M. Chausit,
que l'on admet la contagion de la mentagre transmise, dit-on,
par le rasoir du barbier, mais sans que personne puisse se flatter
d'avoir vu des spores trichophytiques sur le rasoir, le linge ou les
autres objets. On en suppose l'existence, parceque le système le
commande.

La mentagre n'est pas contagieuse; la clinique le démontre sur-
abondamment. »

Entendons-nous bien. Qu'appelez-vous mentagre ?

Pour moi, la mentagre est une inflammation des follicules

pileux caractérisée par l'existence de pustules siégeant à la base des poils, précédées ou suivies d'une induration qui ne dépasse pas ordinairement les téguments, mais peut cependant occuper le tissu cellulaire sous-cutané.

Ainsi définie, la mentagre est-elle contagieuse ? Evidemment non. C'est une affection générique commune à plusieurs maladies. Elle peut être artificielle (action de substances irritantes), (action mécanique de mauvais rasoirs); elle peut être parasitaire, c'est-à-dire due à la présence du trichophyton ; enfin elle peut être sous l'influence d'une cause interne (arthritis, scrofule, syphilis). Faisons abstraction des mentagres scrofuleuse et syphilitique, qui n'existent jamais seules, il nous restera trois espèces de mentagres dont deux, l'artificielle et l'arthritique, ne sont pas contagieuses. Ce n'est pas dans l'affection elle-même, dans le pus de la pustule mentagreuse qu'il faut rechercher l'explication de la contagion, c'est dans la cause qui a produit le sycosis. Pour moi, la mentagre parasitaire, que je distingue avec soin des autres espèces, est seule contagieuse. C'est donc de cette variété que je veux parler, et non de la mentagre artificielle que l'on peut produire à volonté avec un mauvais rasoir, et en se rasant à contre sens. C'est en confondant ensemble les différentes espèces de sycosis que M. Chausit peut invoquer la clinique à l'appui de son opinion.

« La mentagre complique quelquefois une maladie cutanée essentiellement contagieuse, l'herpès tonsurant de la barbe; et ce qui n'était qu'un accident, est devenu, dans l'opinion de M. Bazin, une condition finale, obligatoire, la dernière période de la germination du parasite de l'herpès tonsurant..... Nous avons démontré que la mentagre se développe très souvent d'emblée, sans être précédée, ni accompagnée d'un herpès tonsurant. »

Quatre-vingt-dix-neuf fois sur cent, la mentagre *parasitaire* est précédée d'herpès circiné et de pityriasis alba. Est-ce là une simple complication? Ces rapports de ces trois affections, de ces trois périodes de la teigne tonsurante, sont démontrés

d'une manière si évidente par la clinique, que M. Chausit
lui même, mon contradicteur, a tenté de se les approprier,
en supprimant la période moyenne, le pityriasis alba, et en
annonçant que le sycosis était souvent précédé de disques
érythémateux qu'il aurait découverts le premier. Je vous ai
fait voir que cette découverte de M. Chausit était un véritable larcin, et que personne n'avait signalé avant moi la
liaison et la succession invariable des trois affections.

En 1852, à l'époque où j'ai fait connaître ces faits, qui me
furent démontrés d'abord par la clinique, puis par l'observation microscopique, l'école de M. Cazenave se contenta de
les nier; puis M. Chausit, se rendant à l'évidence, a inventé
un sycosis érythémateux. Aujourd'hui il vient nous dire que
la mentagre n'est contagieuse que par sa complication avec
l'herpès tonsurant. Je l'admets aussi dans un certain sens,
puisque pour moi l'herpès tonsurant précède presque toujours la mentagre *parasitaire*; mais, d'une autre part, il
m'est impossible de ne voir là qu'une complication. Ce qui
induit M. Chausit en erreur, c'est qu'il connaît imparfaite-
ment mes idées sur le sycosis : c'est qu'il veut absolument
que pour moi toutes les mentagres soient parasitaires. Qu'y
a-t-il d'étonnant dès lors qu'il ait pu rassembler 60 cas de
mentagre sans coïncidence de cercles herpétiques ? Ses observations ont porté évidemment sur des sycosis arthritiques ou
artificiels. Ne vient-il pas lui-même nous le dire ?

« Il n'est pas nécessaire de chercher une cause occulte, pour le
moins hypothétique, à l'évolution de phénomènes pathologiques
qu'on peut, en quelque sorte, produire à volonté. Il suffit de se
raser très près de la peau, et surtout à contre sens des poils, pour
voir se développer de la cuisson, une rougeur vive, suivie bientôt
d'une inflammation réelle, si l'on persiste dans cette manière de
se raser....

« Il importe, dit plus loin M. Chausit, de réfuter une preuve
que M. Bazin invoque toujours avec insistance et qu'il croit de
nature à démontrer irrévocablement la contagion de la mentagre
et l'identité de sa nature avec l'herpès tonsurant : c'est, dans quel-

ques cas, la coëxistence de cercles herpétiques au dos des mains des mentagreux : *Et sans aller plus loin, dit M. Bazin, voyez nos infirmiers épileurs qui portent en permanence, sur le dos des mains, un ou plusieurs cercles herpétiques.* Cet argument, dont MM. Bazin et Hardy font grand bruit, il faut bien le dire, ne prouve nullement ce que pensent les honorables médecins de l'hôpital Saint-Louis : la contagion de la mentagre et l'identité de sa nature avec l'herpès tonsurant. Une seule raison suffit pour réduire à néant cette argumentation, c'est que les cercles herpétiques du dos des mains n'existent point chez les mentagreux dont l'affection est primitive, et s'est développée sans être précédée d'herpès tonsurant de la barbe. »

C'est toujours la même confusion ! J'admets parfaitement aussi que les malades affectés de mentagre primitive, c'est-à-dire non précédée d'herpès tonsurant, n'auront jamais de cercles herpétiques sur les mains; mais alors je ne considère pas l'affection comme parasitaire; elle est le plus souvent arthritique.

Une autre preuve que donne M. Chausit de la non-identité de nature entre la mentagre et l'herpès tonsurant est la suivante : c'est que :

« Les épileurs du service de M. Bazin portent en permanence, sur le dos des mains, un ou plusieurs cercles herpétiques sans qu'aucun d'eux ait jamais été jusqu'ici atteint de mentagre. Est-ce que le trichophyton ne peut pas être transporté du dos des mains à la barbe de la même manière qu'il est transporté de la barbe au dos des mains ? Donc, les épileurs ont des cercles herpétiques et non pas des mentagres, par cette raison bien simple qu'ils ne peuvent contracter que des maladies communicables. L'herpès tonsurant est contagieux; il est tout naturel qu'ils puissent en être atteints. La mentagre n'est pas contagieuse; il est tout naturel qu'ils n'en soient pas atteints. Et cependant on ne pourra pas dire qu'ils s'abstiennent de tout contact immédiat avec des mentagreux. »

La réponse est bien facile, et le moins expérimenté des élèves de cet hôpital la ferait immédiatement :

S'il est vrai que les malades affectés de mentagre parasitaire essaient de calmer leurs démangeaisons en se frottant le menton avec le dos des mains, et s'inoculent ainsi le trichophyton qui se manifeste par des cercles herpétiques, la réciproque n'a pas lieu : qu'un malade ait sur le dos des cercles d'herpès circiné, il est beaucoup plus probable qu'il se servira pour se gratter des doigts de la main opposée plutôt que du menton. Du reste, M. Chausit s'appuie sur un fait inexact, et j'ai observé plusieurs fois des herpès circinés du dos des mains suivis de mentagre. Le fait est rare, mais il existe. Son peu de fréquence s'explique très bien, si l'on songe que les épileurs de mon service, à force de manier des teigneux et de m'entendre parler de la teigne, savent parfaitement à quoi s'en tenir sur la contagion de cette affection. Aussi prennent-ils leurs précautions, et ne vont-ils pas s'amuser, quand ils ont des cercles herpétiques sur le dos des mains, à s'inoculer sciemment le champignon sur la face.

L'herpès squameux, l'herpès circiné non tonsurant, ne sont pas des affections contagieuses pour M. Chausit. Il s'appuie sur quatre observations. Malheureusement pour lui, il a bien mal choisi ses exemples. Vous n'aurez, en effet, qu'à jeter un coup d'œil sur ces observations pour voir qu'il ne s'agit pas là d'affections parasitaires, affections essentiellement chroniques, mais bien d'éruptions aiguës qui se sont comportées comme de véritables pseudo-exanthèmes, c'est-à-dire qu'après un peu de fièvre, de malaise, de courbature, on a vu apparaître des disques érythémateux nombreux occupant la plus grande partie du corps. Est-ce là la marche de l'herpès circiné parasitaire, dont les cercles généralement peu nombreux, surtout au début, persistent le plus souvent pendant des mois ? Il n'est pas jusqu'à la cause qui ne plaide en faveur d'un pseudo-exanthème. Dans les deux cas où cette cause est relatée, on trouve une fois un refroidissement, et l'autre une violente colère.

Que M. Chausit ne s'étonne donc pas si son ami le docteur

Dufour n'a pas pu trouver chez ces malades les spores cryptogamiques; la première condition pour voir ces spores étant de les chercher dans une affection réellement parasitaire !

J'en dirai autant d'une observation de prétendu pityriasis versicolor dans lequel on n'aurait pu trouver les spores du microsporon. Il faut qu'il y ait eu une erreur de diagnostic, et qu'on l'ait confondu avec le pityriasis rubra maculata, car s'il est une affection où les spores cryptogamiques soient faciles à voir, c'est bien certainement le pityriasis versicolor. Du reste, l'auteur est entré dans trop peu de détails pour que l'on puisse mettre en ligne de compte une observation en contradiction avec les faits si nombreux vus par tous les cliniciens et les micrographes compétents.

VITILIGO.

Que doit-on entendre par vitiligo ?

Le mot est pris dans des acceptions diverses par les différents auteurs.

Pour les anciens, il était synonyme de lèpre, leucè des Grecs, morphée blanche, alphos, etc.... Alibert, M. Rayer, M. Hardy ont confondu le vitiligo avec l'achromie vraie, M. Cazenave avec la teigne pelade achromateuse. Quant à moi, j'ai réservé le nom de vitiligo à une affection dyschromateuse de la peau, essentiellement constituée par des taches qui résultent de l'inégale répartition du pigment cutané sur les points où elles siégent (affections cutanées, artificielles, p. 428). C'est donc une simple *difformité* que l'on doit distinguer avec soin de la pelade achromateuse, affection pathologique *en voie d'évolution*.

Quand M. Chausit parle de vitiligo, il fait allusion à ma pelade achromateuse.

Ces préliminaires établis, (et ils étaient nécessaires pour éviter dans votre esprit la confusion), je passe aux arguments de M. Chausit :

« La contagion du vitiligo n'est pas un fait établi; on l'admet surtout par induction, parcequ'on croit avoir trouvé sur les poils

qui n'existent plus ou sur le duvet grisâtre rampant à la surface
de l'épiderme, quelque chose qui ressemble à des spores, et l'idée
des spores a conduit naturellement à la contagion ; les faits cliniques invoqués à l'appui de cette opinion n'ont pas la valeur qu'on
leur suppose. »

Le vitiligo, comme l'entend l'école de M. Cazenave, n'est
pas nécessairement contagieux, et vous le comprenez aisément maintenant que je vous ai montré ce qu'elle désigne
par ce mot. Mais si l'on fait avec moi la distinction du vitiligo
difformité, et de la pelade achromateuse, on voit que, dans le
premier cas, il n'y a point contagion, tandis que, dans le
second, la clinique démontre d'une manière évidente que
l'affection peut se communiquer d'un individu malade à un
individu sain. Le fait de Gillette, malgré le dire de M. Chausit, est parfaitement probant, et, s'il est vrai que les observations ne soient pas détaillées, on ne saurait méconnaître là des
cas de pelade achromateuse. Quelle autre affection, en effet,
pourrait présenter des plaques remarquables par la blan-
cheur, dégarnies complètement de cheveux, s'élargissant
peu à peu et s'observant successivement chez 8 individus
qui vivent ensemble ? M. Chausit s'appuie, pour récuser ces
faits, sur ce que, chez deux de ces malades, il y avait une fois
des croûtes d'impetigo, et l'autre une desquamation furfu-
racée. N'est-il pas évident qu'il y avait là une complication,
et, dans tous les cas, ne reste-t-il pas six autres faits où l'on
n'a pas observé ces accidents ?

Les faits de contagion ne sont d'ailleurs pas rares. Bien
souvent j'ai eu l'occasion de voir l'affection transmise de la
mère aux enfants par l'usage du même peigne.

Dernièrement encore j'ai donné des soins à un malade de
la ville, affecté de pelade achromateuse, qui, ignorant le
danger, s'était servi des peignes de sa sœur. Il m'amena
bientôt cette dernière, chez laquelle je constatai la même
affection.

Quand M. Chausit vient dire que c'est parce qu'on croit

avoir trouvé dans le vitiligo des spores cryptogamiques que l'on déclare par induction l'affection contagieuse, il ne prend pas garde à ce qu'il a dit plus haut, à savoir que le désir d'expliquer la contagion de certaines affections cutanées avait fait admettre aux parasitophiles l'hypothèse du champignon.

L'observation VI, de M. Chausit, parle d'un vitiligo du cuir chevelu traité sans succès par l'épilation pendant cinq années consécutives au dispensaire de l'hôpital, par M. Bazin lui même. La malade a été guérie par M. Cazenave avec des frictions ammoniacales, et des onctions avec une pommade probablement *philocôme*.

Je répondrai à M. Chausit que la première condition pour qu'un traitement réussisse, c'est qu'il soit parfaitement appliqué. Or la jeune Villiot, dont il cite l'exemple, est venue, si j'en crois mes notes, très irrégulièrement au dispensaire; dans l'espace de cinq ans, elle a été épilée une dizaine de fois : ce n'est certes pas suffisant pour guérir une pelade ayant dégarni toute la tête au moment où elle me fut présentée, ainsi que le constate M. Chausit lui-même. Et d'ailleurs, le traitement, bien que mal appliqué, n'a pas été aussi infructueux que veut bien le dire mon contradicteur, puisqu'il ajoute plus loin que *les sourcils étaient repoussés en grande partie, ainsi que les ongles*.

De ce que le frère de la jeune Villiot n'a pas eu de pelade, quoiqu'il ait partagé longtemps le lit de sa sœur, M. Chausit veut conclure que la pelade n'est pas contagieuse. Que prouve un fait isolé, le seul qu'il puisse citer, contre les nombreuses observations contraires que j'ai pu recueillir? M. Chausit ne sait-il pas que, dans toutes les affections contagieuses, certains individus jouissent d'une immunité absolue, sans qu'on puisse en donner aucune explication ? N'ai-je pas dit, et tout le monde n'admet-il pas que pour qu'une affection parasitaire se développe, il faut un état particulier de l'organisme? il faut certaines conditions organiques inconnues dans leur essence ! Si donc le frère de la jeune Villiot n'a pas contracté la pelade, ce n'est pas parce que cette affection n'est pas contagieuse, mais bien parce que le sujet ne présentait pas les conditions nécessaires au développement du microsporon.

« Les symptômes de cette curieuse affection, dit M. Chausit en parlant de la même observation, se concilient fort peu du reste avec l'existence d'un parasite. D'abord son début n'est accompagné, ni de ce prurit franc, ni de cette hypersécrétion d'épiderme qui, d'après M. Bazin, caractérisent essentiellement la période de germination des parasites (page 47.) A peine peut-on signaler l'existence de quelques démangeaisons; elles sont, en général, si légères, si fugaces, qu'elles n'attirent pas l'attention du malade. »

Si M. Chausit avait lu dans mes leçons sur les affections parasitaires, l'article pelade, il aurait vu précisément que le prurit est ordinairement modéré dans cette affection; et que l'hypersécrétion d'épiderme ne s'observe pas dans la pelade achromateuse, c'est-à-dire dans la variété de teigne dont était affectée la malade.

« Le phénomène le plus curieux de cette affection est, sans contredit, la décoloration des surfaces envahies. Pour M. Bazin, cette altération de la peau constitue un symptôme dont le développement est ou non lié à l'existence d'un parasite; c'est-à-dire qu'il existe un vitiligo simple et un vitiligo parasitaire; distinction que M. Bazin reproche aux auteurs qui l'ont précédé, de n'avoir point su faire. Voici les caractères à l'aide desquels on pourra dorénavant, et à la simple inspection, distinguer la décoloration du vitiligo simple de la décoloration du vitiligo parasitaire :

Autour des parties blanches dépourvues de pigmentum, dit-il, dans le vitiligo simple, on trouve une coloration beaucoup plus foncée de la peau, une hypersécrétion pigmentaire qui n'existe jamais dans le vitiligo parasitaire. Il semble que, dans le vitiligo simple, il n'y ait pas, en somme, dans la peau, une moindre quantité de matière pigmentaire : mais cette matière pigmentaire se répartit inégalement sur les divers points, et de cette inégale répartition résulte l'affection dyschromateuse. Dans l'autre cas, au contraire, *le pigment est détruit, absorbé par le parasite*, et non plus refoulé sur les parties environnantes. » (Page 205).

« Le diagnostic est facile assurément, et nous ne demanderions pas mieux que de le croire exact, au point de vue pathogénique, si M. Bazin lui-même n'avait pris soin d'en atténuer la valeur, en décrivant quelques pages avant, une variété de vitiligo parasitaire (pelade décalvante) , caractérisée par de larges places dénudées, sinueuses et sur lesquelles la peau a conservé sa couleur normale et qui peut exister en même temps que l'autre variété (pelade achromateuse) sur le même sujet (p. 200). »

« Il est difficile de comprendre comment le même cryptogame, existant sur deux régions contiguës, détruit et absorbe le pigmentum sur l'une et non pas sur l'autre. Est-ce un caprice de parasite?»

Je ne vois pas en quoi les signes différentiels que j'ai donnés pour distinguer le vitiligo simple de la pelade peuvent être atténués par l'admission d'une variété (pelade décalvante), où la peau conserve sa couleur normale. N'est-il pas évident qu'il sera toujours facile de distinguer cette pelade décalvante du vitiligo simple, puisque, dans cette dernière affection, non seulement la coloration de la peau n'est pas normale, mais encore les taches qui la constituent sont caractérisées par le défaut de pigmentum sur certains points, et sur d'autres par un amas de ce pigmentum en plus forte proportion que sur la peau saine. Et du reste, n'existe-t-il pas d'autres signes pour faire le diagnostic qui embarrasse tant M. Chausit ? Sans parler des caractères microscopiques, n'avons-nous pas la chute des cheveux, qui n'existe pas dans le vitiligo simple où ils sont seulement décolorés. N'avons-nous pas la marche si rapidement envahissante de la pelade décalvante à opposer à l'état presque stationnaire des taches du vitiligo ?

Pourquoi le microsporon décolore-t-il les plaques de pelade achromateuse et ne décolore-t-il pas celles de la pelade décalvante existant sur la même tête. C'est que dans le premier cas, le parasite s'étend dans les couches profondes de l'épiderme et absorbe le pigment, tandis que dans le second il paraît surtout s'étendre en surface, comme le démontre l'extension rapide de l'affection. C'est là un fait qui ne présente d'autre intérêt que celui de la curiosité, et dont il est impossible de donner l'explication. La coïncidence des deux variétés de teigne pelade sur le même individu est, du reste, rare.

« D'ailleurs la confusion augmente encore; et M. Bazin réfute lui-même cette distinction qu'il prétendait établir entre le vitiligo simple et le vitiligo parasitaire, en parlant d'une variété de teigne achromateuse consistant uniquement dans la décoloration des poils : « Une autre variété de teigne achromateuse qui, jusqu'à présent, ne paraît pas avoir frappé l'attention des observateurs, est celle qui consiste uniquement dans la décoloration des poils, sur une chevelure noire ou chatain foncé, on voit çà et là de petits bouquets de cheveux tout à fait blancs. Déja deux fois nous avons eu l'occasion de donner nos soins à de jeunes personnes offrant cette altération de la chevelure, et nous avons été assez heureux pour la voir céder complétement au traitement qui nous a si bien réussi contre les teignes. » (Considérations générales sur la mentagre et les teignes de la face, p. 33) »

« La contradiction est manifeste, et l'on voit qu'au point de vue nosologique, comme au point de vue thérapeutique, M. Bazin, évidemment à son insu, efface la ligne de démarcation qu'il croyait établir entre la teigne achromateuse, avec conservation des poils décolorés, et la teigne achromateuse avec alopécie. Ce sont deux variétés de l'affection vitiligineuse, comme nous le soutenons avec M. Cazenave, parfaitement curables dans certaines conditions, et qui, dans d'autres circonstances indéterminées, résistent à toute médication. Le symptôme alopécie n'est pas un critérium infaillible, indiquant une différence de nature.

« Les parasitophiles l'admettent, parcequ'ils ne peuvent pas comprendre la chute du poil sans l'intervention préalable d'un cryptogame. »

Le fait auquel M. Chausit fait allusion est exceptionnel. Il est extrait d'un de mes premiers travaux sur les teignes et remonte à une époque où je n'avais pas encore l'expérience que m'ont donnée de nombreux faits semblables. Il y a eu erreur de diagnostic dans ce cas où il s'agit évidemment d'achromie vraie, affection qui est presque toujours congéniale et que caractérisent des taches blanches sur lesquelles les cheveux poussent décolorés. On ne saurait donc s'appuyer sur ce fait pour effacer la distinction du vitiligo simple et du vitiligo parasitaire. Pour moi, la chute des poils, et surtout l'absence d'hyperchromie, sont les signes caractéristiques du vitiligo parasitaire.

Si donc le vitiligo est, comme le disent MM. Cazenave et Chausit, tantôt curable, tantôt incurable, cela s'explique parfaitement. Dans le premier cas, nous avons affaire à une difformité qui ne disparaît qu'exceptionnellement ; dans le second, il s'agit d'une affection produite par un champignon que nous pouvons toujours attaquer et détruire.

« Enfin, s'il fallait admettre l'interprétation de M. Bazin, il resterait toujours à expliquer la persistance de la décoloration, lorsque la maladie est arrivée à la 3° période, que le champignon est mort faute de nourriture, et que la perte des cheveux est devenue irremédiable. Il semble que le pigmentum n'étant plus alors absorbé par le parasite, ni refoulé sur les parties environnantes, devrait être déposé dans le corps muqueux pour redonner à la peau sa couleur normale. »

C'est ce qui arrive en effet; la coloration de la peau redevient toujours normale quand le bulbe pileux et les cellules pigmentaires ont été épargnés.

« Dans tous les cas, nous devons signaler le génie malfaisant du microsporon Audouini. Ce champignon, le plus petit de tous les champignons connus jusqu'à ce jour, détruit non seulement le poil comme tous les autres champignons plus ou moins teigneux; mais il dévore encore la matière pigmentaire en exerçant sur elle une influence si pernicieuse, que tout retour du pigmentum est impossible, même après la mort de ce méchant petit cryptogame. »

Je n'ai jamais rien dit de semblable. J'ai toujours vu au contraire, quand le parasite était définitivement détruit, les cheveux repousser aussi beaux et aussi colorés que sur les parties saines, pourvu, je le répète, que le bulbe pileux et les cellules pigmentaires n'aient pas été détruits.

« Mais là s'arrête, selon M. Bazin, l'influence du parasite : La pelade, dit-il, est une affection plus sérieuse que les autres espèces de teignes, quoique, dans les mêmes cas où elle se généralise sur tout le corps, elle ne détermine aucune altération de la santé générale chez les sujets qui en sont affectés. Toute la gravité est relative au système pileux (p. 207.) »

« M. Hardy pense différemment sur la même question : lorsque l'affection s'étend à la totalité de l'enveloppe cutanée, on voit survenir fréquemment des phénomènes généraux assez graves ; ainsi les enfants perdent leur gaîté, maigrissent, s'arrêtent dans leur développement. Dans ces conditions, il est difficile de déterminer quelle est la cause qui trouble si profondément l'organisme. En effet, est-ce l'extension démesurée du parasite qui envahit une surface trop grande et absorbe une quantité trop considérable de sucs nutritifs aux dépens de l'individu? ou bien l'altération de la nutrition est-elle primitive et favorise-t-elle seulement le développement du cryptogame? Jusqu'ici, ces questions n'ont pas reçu de solution satisfaisante. » (Leçons cliniques, p. 177, 2° partie).

« Le doute exprimé par M. Hardy a déja été exprimé par tous les observateurs sérieux depuis que l'idée du parasitisme a envahi le domaine de la pathologie cutanée....... Mais alors nous avons le droit de faire observer à M. Hardy que cette réserve est une contradiction manifeste avec l'idée fondamentale du système qui attribue au cryptogame le rôle de cause des maladies parasitaires. »

M. Chausit confond les causes prédisposantes avec les causes occasionnelles et efficientes. Les diverses cachexies favorisent le développement du favus, mais ne le produisent pas. J'ai eu souvent l'occasion de faire l'autopsie de scrofuleux ayant passé par tous les degrés du marasme, et sur lesquels je découvrais, *post mortem*, un ou plusieurs godets faviques sur le corps. Dira-t-on dans ces cas que c'est l'altération des solides et des liquides qui a produit le favus ? Nullement; cette altération n'est que la cause prédisposante;

c'est elle qui a préparé le terrain favorable au développement de l'achorion; mais là s'est arrêté son rôle.

Une altération de l'organisme peut aussi bien favoriser le développement du champignon de la pelade. Mais il importe de ne pas confondre les états primitifs de l'organisme ni avec les états consécutifs ni avec les causes efficientes des maladies parasitaires.

Quant aux faits énoncés par mon estimable collègue M. Hardy, je dois avouer que, malgré le grand nombre de teigneux qui ont été confiés jusqu'à ce jour à mes soins, je n'ai jamais observé les phénomènes généraux dont il parle. Même encore aujourd'hui, j'ai à traiter la petite fille d'un notaire de province pour une pelade qui depuis un an a envahi toute la surface du corps et détruit la presque totalité des cheveux et des poils follets. Eh bien ! malgré cette généralisation de l'affection, la santé générale est on ne peut plus florissante.

Les phénomènes dont parle M. Hardy s'observent seulement dans le favus. Ils étaient bien plus fréquents autrefois, alors que le traitement était encore à trouver. La terminaison funeste n'était pas rare, et arrivait après une agonie dont les anciens auteurs nous ont laissé le triste tableau. Aujourd'hui nous ne voyons plus guère que des chloroses parasitaires dont j'ai eu l'occasion pendant le courant de ces leçons de vous montrer plusieurs exemples, et tous, vous avez pu voir que cette affection est d'autant plus prononcée que le favus est plus étendu. S'agissait-il là, je vous le demande, de méchants petits cryptogames ?

« Pour légitimer la création d'une classe de maladies parasitaires, on affirme que le cryptogame joue le rôle de cause ; puis, quand on interroge la clinique sans prévention, on hésite, et l'on se demande si le cryptogame est réellement la cause productrice, ou bien, s'il n'est pas plus conforme à l'observation de ne voir dans l'altération des solides et des liquides qu'un milieu favorable à son développement. »

Je réponds catégoriquement à M. Chausit: J'inocule la

matière faveuse; elle me donne, suivant les conditions de l'expérience, du favus en godet on du favus épidermique. Où est donc, dans ce cas, cette fameuse altération des solides et des liquides ?

Il y a plus, permettez-moi de vous rappeler un fait que j'ai déjà cité dans d'autres parties de mes ouvrages : il y a quelques années, un habitant de Fontenay-aux-Roses vint à Paris et s'y fit raser. Au bout de quelque temps il vit se développer des cercles d'herpès circiné. Il continua à se faire raser chez le barbier de son village, et voilà que bientôt tous les habitants de Fontenay-aux-Roses qui venaient se faire raser chez le même barbier contractent la même affection ! Dira-t-on qu'ils avaient une altération des solides et des liquides, ou bien admettra-t-on qu'une sorte de constitution médicale avait modifié le terrain?

En supposant que cette altération des solides et des liquides existe chez certains sujets, elle ne joue que le rôle de cause prédisposante: il n'en faut pas moins tenir compte de la cause immédiate, du champignon.

De qui M. Chausit veut-il parler quand il dit : *quand on interroge la clinique?* Est-ce de M. Hardy ? Ce serait complètement à tort, car la clinique a démontré à mon honorable collègue aussi bien qu'à moi-même qu'on devait admettre une classe de maladies parasitaires, et il a écrit quelque part, *sans hésiter*, que c'était le groupe le plus naturel. S'il est vrai que M. Hardy diffère d'opinion avec moi pour le pityriasis versicolor, le chloasma, l'acné varioliforme, la divergence ne porte que sur des points tout-à-fait accessoires, et M. Chausit n'est pas en droit, ce me semble, d'affirmer pour cela que mon excellent collègue fait opposition aux idées nouvelles.

M. Chausit croit pouvoir résumer ainsi la valeur clinique du parasitisme :

« De loin c'est quelque chose, et de près ce n'est rien. »

Je trouve que ce vers serait beaucoup mieux placé en épigraphe de son propre mémoire. Il caractériserait très bien la valeur des arguments qui y sont développés.

« Cet examen clinique des maladies parasitaires nous dispense
« de présenter des remarques générales, au point de vue nosolo-
« gique, sur cette classe de maladies de la peau, dans laquelle on
« trouve rangés, comme étant de même nature et reconnaissant
« la même cause, le favus à côté des éphélides des femmes en-
« ceintes, l'herpès tonsurant à côté du pityriasis versicolor, la
« mentagre à côté du vitiligo. »

Tout beau, M. Chausit! Vous allez un peu trop loin. Aucun parasitophile n'a jamais eu l'idée de rapprocher le favus des éphélides des femmes enceintes, etc. Cette manière de présenter les choses donne une idée de la bonne foi avec laquelle on me fait la guerre. Voici ma division des affections cutanées parasitaires végétales :

J'admets deux catégories d'affections cutanées parasitaires produites, dans la première, par des végétaux qui vivent aux dépens des poils et des ongles; dans la seconde, par des végétaux qui vivent aux dépens de l'épiderme.

Dans la première classe, je range :

A' Favus.   (Urceolaris.
   (Achorion Schœnleinii) { Scutulata.
                      (Squarrosa.

B Teigne tonsurante.   (Circinata.   (Herpès circiné.
   (Trichophyton tonsurans) { Punctata.   Trois périodes : { Pityriasis alba.
                      (Gyrata.   (Sycosis ou Mentagre.

C Teigne pelade.   (Ophiasique.
   (Microsporon Audouini) { Achromateuse.

Dans la seconde classe, il n'y a qu'un seul champignon (microsporon furfur) et une seule affection parasitaire diversement dénommée : pityriasis versicolor, pityriasis nigra, chloasma, taches hépatiques, éphélides lenticulaires.

Vous voyez Messieurs, que mes divisions diffèrent à tous égards du classement que prête M. Chausit aux parasitophiles, classement que, pour ma part, je ne puis accepter, parce qu'il rassemble des affections dissemblables. Une bonne classification doit reposer sur les ressemblances et les analogies des espèces morbides. La base doit varier suivant qu'on veut établir un classement nosologique ou un classement séméiologique. Dans le premier cas, il ne faut pas s'attacher à un seul caractère, mais les prendre tous ; dans le deuxième, on prend un seul symptôme et l'on indique ses modifications dans les différentes maladies.

C'est pour ne pas avoir compris ce but des classifications que M. Gibert. après avoir rapproché toutes les syphilides, dans son *Traité de la syphilis*, les a dispersées dans tous les chapitres, dans son *Traité des maladies de la peau*.

Au point de vue nosologique, la famille parasitaire végétale est une des plus naturelles. Elle présente des caractères beaucoup plus tranchés que d'autres classes d'affections cutanées admises par tous les auteurs. Je vais vous rappeler en deux mots ces caractères :

Les affections parasitaires végétales sont toujours sous la dépendance d'une cause externe, qui est la présence d'une plante parasite. Elles sont contagieuses : elles produisent des exfoliations, dont la forme et la couleur sont caractéristiques pour chacune d'elles. Tantôt elles s'accompagnent de la chute des poils ; tantôt elles produisent des taches ou crasses parasitaires. En outre, elles donnent lieu à des symptômes congestifs accessoires, comme pustules, tubercules, furoncles. Enfin elles disparaissent par les parasiticides, dont l'application doit être favorisée par des procédés mécaniques variables suivant que le parasite vit aux dépens des poils (épilation), des ongles (limage), de l'épiderme (frictions).

Dans cette classe des affections parasitaires, j'ai changé les dénominations willaniques toutes les fois que j'ai trouvé confondues sous un même nom des affections de nature différente (*Vitiligo et pelade*, etc.). J'ai élagué les formes en apparence identiques, mais différentes de nature (distinction des différents sycosis) en faisant voir ce qu'on devait entendre par ces mots genres, espèces.

« Ainsi au nom de la nature présumée de l'herpès circiné et « de l'herpès tonsurant, ces variétés ne font plus partie du groupe

« de l'herpès. Pour M. Bazin, elles représentent la première et la
« deuxième périodes de la teigne tonsurante... Citons encore pour
« exemple l'étude de l'acné, rangée par Alibert dans la famille des
« dartres, et que M. Hardy considère comme une maladie acci-
« dentelle, tandis que M. Bazin en fait une expression de la scro-
« fule. »

M. Chausit affecte de ne pas connaître mes doctrines. Où
a-t-il jamais vu que l'herpès circiné ne faisait plus partie
pour moi du groupe des herpès? Qu'il veuille bien se reporter
à la page 104 de mes leçons sur les affections génériques, il
pourra lire ces mots :

« Nous admettons deux classes d'herpès : les herpès de
« cause externe et les herpès de cause interne.

« Les herpès de cause externe sont les herpès circiné,
« simple, à anneaux multiples et nummulaire, qui recon-
« naissent pour cause l'existence d'un parasite végétal, et
« les herpès præputialis, vulvaris, labialis, qui, dans certains
« cas, sont dus à l'action de substances irritantes, telles que
« la matière sébacée qui s'accumule entre le gland et le
« prépuce.... »

Pourquoi dire que je fais de l'acné l'expression de la scrofule, quand j'admets des acnés artificielles (action de certains
médicaments), des acnés arthritiques, des acnés syphilitiques?

THÉRAPEUTIQUE.

Les principaux arguments de M. Chausit sont empruntés
à la plaisanterie. Mais il aura beau faire, il n'empêchera pas la
statistique de parler plus haut que ses facéties; il n'effacera
pas les magnifiques résultats qu'a produits la doctrine du
parasitisme; il lui sera impossible d'en imposer à tant de
médecins éclairés qui ont vu les nouvelles idées sanctionnées
par la pratique.

Est-il besoin de vous rappeler, Messieurs, ce qui existait
avant moi? Personne de vous n'ignore qu'avant que j'eusse
démontré la nécessité des frictions générales, M. Cazenave,

qui ne faisait que des frictions partielles, guérissait peu de galeux. Ils sont guéris aujourd'hui en quelques heures.

Avant 1850, les teigneux n'étaient plus guère admis dans les services de l'hôpital Saint-Louis que comme objets de curiosité, comme sujets de clinique, et la thérapeutique était impuissante à arrêter les progrès de cette terrible affection, qui finissait à l'amphithéâtre, où l'on recherchait sur le cadavre *les altérations des solides et des liquides*. Parcourez mes salles de teigneux, consultez les registres du dispensaire de l'hôpital et vous verrez si le traitement rationnel fondé sur la connaissance exacte de la nature des teignes ne constitue pas un véritable progrès. Voici pourtant ce qu'écrit M. Chausit :

« Pour le traitement des autres affections cutanées dites para-
« sitaires, les partisans de ce système continuent à les combattre
« par les mêmes moyens que leurs adversaires, les Willanistes
« par exemple. Ainsi M. Hardy n'a proposé aucun traitement
« nouveau pour la guérison de l'acné punctata et de l'acné varioli-
« forme dans lesquelles il a eu pourtant l'insigne honneur de dé-
« couvrir de nouvelles spores végétales. Grâce à cette découverte,
« nous savons que les mêmes médicaments guérissent aujourd'hui
« l'acné punctata et l'acné varioliforme en vertu d'une propriété
« nouvelle inconnue jusqu'alors : leur propriété antiparasitaire.
« N'est-ce pas là un véritable progrès? »

De pareilles plaisanteries n'ont pas besoin de commentaires.

« Qu'est-ce que le traitement antiparasitaire des éphélides chez
« les femmes enceintes? La thérapeutique nouvelle diffère-t-elle
« de la thérapeutique ancienne? Autrefois, la clinique démontrait
« que la grossesse est la condition la plus favorable au développe-
« ment des éphélides sur le visage; et l'expérience apprenait aussi
« que le meilleur moyen pour en obtenir la guérison était......
« l'accouchement naturel. » (Pourquoi naturel?). « Aujourd'hui,
« sous l'empire du parasitisme, on nous apprend que la grossesse
« favorise la germination du microsporon furfur qui, après l'ac-
« couchement, meurt faute de nourriture, et alors les éphélides

« disparaissent. Mais les pommades et les lotions parasiticides
« sont vainement employées durant le cours de la grossesse. Il faut
« se résigner à attendre la guérison naturelle. Tout lecteur aura
« bien compris la différence qui existe entre l'ancienne et la
« nouvelle manière d'apprécier cliniquement et thérapeutiquement
« les éphélides des femmes enceintes. »

Chez la femme enceinte, il y a deux choses : des taches hyperchromateuses, qui disparaissent avec la grossesse, et sur lesquelles, vous le comprenez aisément, le traitement antiparasitaire ne saurait avoir d'action; mais il y a aussi le masque proprement dit, dont on obtient facilement la guérison par les lotions parasiticides. M. Chausit confond tout cela sous le nom d'éphélides.

<h3 style="text-align:center">FAVUS.</h3>

« ... Il nous est impossible d'accorder à M. Bazin l'honneur
« d'avoir introduit une thérapeutique nouvelle dans le traitement
« du favus. M. Bazin épile avec des pinces comme le conseillait
« Samuel Plumbe. Parmi les topiques employés avant lui, il a fait
« choix du turbith minéral en pommade, du sublimé et de l'acé-
« tate de cuivre en lotions. »

Oui; on épilait avant moi; je n'ai jamais dit le contraire. Mais on épilait mal et sans savoir ce que l'on faisait; aussi obtenait-on aussi peu de guérisons que par les autres moyens, ce qui avait fait oublier ce procédé thérapeutique, et considérait-on le favus comme une affection trèsgrave, tandis qu'en réalité c'est l'espèce de teigne la plus facile à guérir. Je n'en veux d'autre preuve que la parole du maître de M. Chausit lui-même, de M. Cazenave, dont mon contradicteur ne saurait récuser l'autorité.

Je trouve dans le Traité des maladies du cuir chevelu de M. Cazenave (1850), à l'article pronostic et traitement du favus :

« Pronostic. — En résumé, le favus est, envisagé à tous
« les points de vue, une affection *toujours grave* par sa
« ténacité, qui *se joue souvent de tous les efforts de la méde-*

« cine ; *il jouit du triste privilège de ne disparaître qu'en*
« *laissant des mutilations irréparables. . . . .* La guérison
« spontanée du favus est excessivement rare.

« *Traitement.* — Il a été bien exposé par les anciens qui,
« indépendamment des moyens locaux, avaient avec raison
« confiance dans un *traitement général* peut-être trop négligé
« aujourd'hui....

« Chez les individus forts, vigoureux, *évacuations sanguines,*
« et notamment *application de sangsues derrière les oreilles,*
« purgatifs administrés de temps en temps; soins de pro-
« preté; bains généraux; alimentation substantielle; des
« amers, des toniques... le sirop de Portal, le sirop anti-
« scorbutique du codex, plus tard vin de quinquina, solu-
« tion de chlorure de calcium cristallisé, iodure de potas-
« sium, huile de foie de morue... Biett ne craignait pas
« d'employer les *préparations arsénicales, et nous avons vu*
« *un favus presque général guéri par la solution de Pear-*
« *son.*

« Quelle que soit l'énergie des moyens généraux, il est
« rare qu'ils suffisent pour guérir le favus; un traitement
« local est indispensable.

« Les anciens ont conseillé une foule de moyens : cresson,
« alcalins, cantharides, emplâtre d'arsenic, le mercure...;
« le sublimé en cataplasmes avec de la mie de pain..., la
« calotte de Roger de Parme, les bandelettes d'Héliodore.

« Lorry conseillait les caustiques, (*tineâ bene curatâ sem-*
« *per sequitur calvities*).

« C'est un moyen que l'on peut employer quand le favus
« s'est développé accidentellement sur un autre point du
« corps, comme dans l'exemple que j'ai rapporté plus haut
« d'un confrère qui l'avait contracté à la joue pour l'avoir
« longtemps laissée appuyée sur un accotoir de diligence. —
« Après avoir détaché la croûte, on *cautérise* avec un crayon
« de nitrate d'argent, l'extrémité du conduit pilifère; on peut
« y revenir à diverses reprises.

« Le véritable traitement consiste à suspendre la sécrétion

« morbide pendant un temps assez long pour qu'elle puisse
« revenir à l'état normal. Il se résume en deux faits : laisser sé-
« journer les croûtes le moins possible; annihiler la sécrétion
« par l'absence du poil.

« Une foule de moyens depuis les cataplasmes jusqu'aux
« pommades de toute espèce rendent facile la première opé-
« ration ; quant à la deuxième, l'épilation, on a proposé pour
« elle plusieurs moyens de valeur et de nature différentes...»

Ces moyens se réduisent, suivant M. Cazenave, au traitement des Mahon, aux bandelettes agglutinatives, aux
cataplasmes de sulfhydrate de chaux. Il n'est point parlé
de l'*épilation par la pince.*

Vous voyez, messieurs, qu'il n'est guère de médication
tant interne qu'externe qui ne soit conseillée par M. Cazenave.
Il y en a pour tous les goûts: émissions sanguines, antiscrofuleux, anti-dartreux, antisyphilitiques. Mais cette richesse thérapeutique est plus apparente que réelle, puisque M. Cazenave
nous annonce que le favus déjoue souvent les efforts de la
médecine (il aurait dû dire de sa médecine).

En 1852 j'ai inauguré mon traitement des affections parasitaires qui bien appliqué, m'a permis d'obtenir, chez tous
mes malades atteints de favus, des guérisons durables, sans
que j'aie été obligé de les payer de ces *mutilations irréparables* dont parle M. Cazenave. Je vous laisse à juger si j'ai
rendu un véritable service à la science et à l'humanité.

A l'époque où j'ai proposé ce traitement, un grand nombre de récriminations s'élevèrent sur sa valeur. Aujourd'hui
qu'on ne peut plus nier l'efficacité de ma thérapeutique, M.
Chausit vient dire que ce traitement n'est pas nouveau.
Pourquoi? Parceque Samuel Plumbe épilait avant moi; parce
qu'on se servait de substances parasiticides avant moi. Qu'est-
ce que cela prouve ? Je répondrai à M. Chausit qu'il n'y a
rien de nouveau en médecine; que tout a été dit et est encore
à redire : *Nihil sub sole novum.* La véritable question est de
savoir si, avant moi, on guérissait le favus. Eh bien, non,
on ne le guérissait pas et tous les traités anciens en font foi !

La raison en est bien simple ; c'est que tous les médecins qui m'ont précédé n'avaient aucune notion exacte sur la nature du favus qui pût les diriger dans leur traitement, aucune raison qui leur permît d'adopter un moyen plutôt qu'un autre. Les uns épilaient, pensant produire une inflammation substitutive remplaçant peu à peu l'inflammation spéciale dont la matière faveuse est l'expression ; aussi ne faisaient-ils pas suivre l'épilation de lotions parasiticides. D'autres (Lebert) employaient les lotions parasiticides, mais sans épilation ; ils ne détruisaient que les cryptogames de la partie libre du cheveu. Dans les deux cas l'affection se reproduisait bientôt.

Je n'ai point inventé l'épilation, je n'ai pas inventé les parasiticides, mais j'ai montré la nécessité de leur association: j'ai donné l'explication de leur action, et j'ai eu le bonheur de guérir mes malades par des moyens qui avaient échoué dans les mains de mes prédécesseurs.

Je n'ai pas non plus inventé la pommade dont on frictionne les galeux : M. Cazenave s'en servait avant moi ; mais j'ai fait voir que, l'acarus pouvant siéger sur toutes les parties du corps, les frictions insecticides devaient être générales et non partielles. J'ai ainsi guéri, en trois jours, des galeux que M. Cazenave gardait plusieurs semaines dans son service. Voilà ce que j'ai fait de nouveau.

Du reste, puisque, si nous en croyons M. Chausit, ces moyens thérapeutiques étaient employés avant moi, il faut avouer que M. Cazenave est bien coupable, connaissant leur efficacité, d'attendre encore une pommade pour tarir la sécrétion vicieuse, et de conseiller la calotte et les bandelettes agglutinatives !

« Si la maladie est produite par un cryptogame, comment se « fait-il que les topiques dits parasiticides seuls ne suffisent pas « pour obtenir la guérison ? Les lotions parasiticides de sublimé « par exemple, devraient pouvoir pénétrer dans le follicule sans « avulsion préalable du cheveu, en suivant la même voie par-« courue par les spores dont le volume est certainement plus con-

« sidérable que le volume des molécules liquides. Et cependant
« l'expérience démontre l'impuissance de ces topiques. »

M. Chausit s'étonne de bien peu de chose. Comment
veut il qu'un liquide puisse pénétrer dans le follicule, c'est-
à-dire dans une cavité plus que pleine de cryptogames,
puisque ceux-ci, trop à l'étroit, s'épanouissent en godet à
l'extérieur de ce follicule? Pour que ce liquide pût pénétrer,
il faudrait un vide dans le follicule ; or, il n'y en a jamais, les
spores ne sortant du conduit pilifère que par le *vis à tergo*,
c'est-à-dire poussées par une production de spores plus
jeunes qui prennent leur place.

HERPÈS TONSURANT.

M. Chausit s'attache à prouver que la durée du traitement
n'est pas abrégée par l'emploi de ma méthode. Malheureusement les raisons sur lesquelles il s'appuie ne sont pas péremptoires, et se réduisent à peu près à son affirmation personnelle
et à l'opinion de M. Cazenave.

« Le pronostic de l'herpès tonsurant, dit ce dernier, n'est
jamais grave ; il guérit toujours ; seulement la durée est
« toujours très-longue, rarement moins de cinq à six mois ;
« quelquefois il faut plus d'une année pour obtenir la guéri-
« son complète. » (*Annales des maladies de la peau et de la
syphilis*, t. Ier, p. 44, 1843.)

M. Cazenave est resté au-dessous de la vérité, en assignant
le terme d'un an pour la durée de l'herpès tonsurant. Il n'est
pas rare de voir la teigne tonsurante atteindre et dépasser
dix-huit mois, en restant à la période herpétique, et j'en ai
vu, pour ma part, un certain nombre de cas parmi les malades n'ayant pas été traités ou ayant subi un traitement irrationnel. Du reste, il faudrait savoir ce que M. Cazenave
entend quand il dit que l'herpès tonsurant guérit toujours.
Considère-t-il comme guéris les malades chez lesquels l'herpès est remplacé par un sycosis?

Si l'épilation ne réussit pas aussi vite dans la teigne ton-

surante que dans le favus, la raison est facile à comprendre :
c'est que l'altération des poils est beaucoup plus considérable,
et qu'on ne peut les arracher sans en briser un certain
nombre ; la portion intra-cutanée du poil, chargée de champignons, reste donc dans le follicule pileux, et reproduit
l'affection. Malgré ces conditions défavorables, la moyenne
de la durée du traitement n'est que de six mois.

M. Chausit n'accepte pas comme exact ce chiffre de six
mois que je vous donne ; il invoque le témoignage de M. Devergie, qui prétend avoir vu, dans mon service, des enfants
qui, bien qu'entrés depuis huit ou neuf mois, n'étaient pas
plus avancés que le premier jour.

Il m'est impossible de répondre à une assertion dont on
ne fournit pas la preuve, M. Devergie n'ayant donné aucun
détail sur ces enfants, et n'ayant ni indiqué leur nombre,
ni publié leurs observations ; et cependant la vérification du
fait était facile pour M. Chausit, puisqu'il n'avait qu'à consulter la statistique de l'hôpital, pour juger sur des chiffres
certains la durée de mon traitement. Mais ces procédés scientifiques sont, sans doute, trop rigoureux pour lui ; il préfère
s'en tenir aux explications de M. Van Gaver, qu'il nous donne
comme une autorité en matière de parasitisme.

« Le cryptogame vit malgré tous les moyens, dit M. Van
« Gaver, parcourt sur place les phases de son évolution, et s'éteint
« ensuite, non pas sous l'influence de l'agent employé dans le but
« de le guérir, mais bien parceque le terme naturel de son exis-
« tence est arrivé. Ce terme, ce moment de sa guérison spontanée,
« m'a paru toujours être séparé du début par 10 mois au moins et
« un an au plus. »

Réflexions sur l'herpès tonsurant observé chez l'enfant (thèse
de Paris, 1857, p. 34).

Ces quelques lignes de M. Van Gaver prouvent son inex-
périence en matière de parasitisme. Il est tout-à-fait contraire à l'observation de dire que le parasite vit par tous les
moyens. Dernièrement encore M. Lemaire a guéri deux
enfants affectés d'herpès circiné, par de simples applications

d'acide phénique. La durée du traitement n'a pas été de dix mois ; elle a été de quatre mois.

Ce sont bien les parasiticides, et non la vieillesse du champignon, qui amènent la guérison de l'affection cutanée. Ce qui a pu induire M. Van Gaver en erreur, c'est ce que l'on observe quand l'herpès circiné siége sur des parties non velues et seulement recouvertes de duvet. Là, effectivement, la guérison spontanée est la règle, au bout d'un certain temps, quand le champignon ne trouve plus les éléments de sa subsistance. Mais quand l'herpès circiné siége sur des parties abondamment pourvues de poils, les choses se passent différemment. On voit chaque poil cassé se recouvrir d'une gaine blanche entièrement formée de trichophyton, en même temps que la matière champignonneuse forme, dans les intervalles des poils, une substance floconneuse d'un blanc éclatant. C'est le pityriasis alba. Plus tard encore, le cryptogame, loin de mourir de vieillesse, enflamme le follicule pileux, et produit ces sycosis rebelles qui peuvent persister indéfiniment, si le malade ne fait aucun traitement.

MENTAGRE.

« L'épilation n'a pas donné de résultats plus décisifs, au point « de vue du traitement de la mentagre... Le traitement le plus « efficace, le plus sûr et en même temps le plus prompt des men- « tagres tuberculeuses, consiste dans l'usage persévérant des topi- « ques émollients... Dans le mémoire, où M. Bazin formulait « cette proposition absolue : La durée du traitement de la menta- « gre se réduit au temps de l'épilation ; on trouve des observa- « tions dont les résultats thérapeutiques en sont la condamnation « la plus flagrante, puisque, chez tous ces mentagreux, la durée « réelle du traitement a été, en moyenne, de 42 jours environ. « Et, circonstance aggravante, aucun des malades n'était com- « plétement guéri après une période de temps aussi longue. »

M. Chausit ne comprend pas mes doctrines. Il confond toutes les mentagres, et ne leur reconnaît qu'une nature ;

ce sont des inflammations. Pour lui, la mentagre est une modalité pathogénique ; pour moi, la mentagre est une affection générique pouvant être artificielle, parasitaire, arthritique... Aussi est-il difficile que nous nous entendions.

Est-il vrai que les topiques émollients soient les moyens les plus efficaces contre la mentagre tuberculeuse ? Gardez-vous bien de le croire, et voyez plutôt les malades traités pendant 3 mois chez M. Cazenave et renvoyés comme guéris, venir se faire épiler dans mon service. M. Chausit a été lui-même la dupe de l'illusion de système dans laquelle il me reproche d'être tombé. Avec les topiques émollients, on fait disparaître les accidents inflammatoires, et l'on renvoie son malade comme guéri ; mais le sycosis (je parle seulement du sycosis parasitaire) ne tarde pas à se reproduire. Je pourrais vous en citer un grand nombre de faits ; je me contenterai de vous rappeler ceux qui ont été mentionnés par M. Deffis dans le *Moniteur des hôpitaux* (1857), en réponse au mémoire de M. Chausit sur le sycosis.

Si j'ai dit que le traitement de la mentagre se réduisait au temps de l'épilation, il est bien évident que je n'ai pas voulu parler de la première mentagre venue. J'ai spécifié les vieilles mentagres, celles dans lesquelles il y a peu ou il n'y a point de parasites, où le principal obstacle à la guérison consiste dans la présence d'un poil malade irritant les parois du follicule. Dans ces cas, une seule épilation fait merveille, et l'inflammation tuberculeuse ne tarde pas à disparaître.

« Pour certains parasitophiles, l'épilation est une véritable pa« nacée thérapeutique. A ceux qui pourraient en douter, nous ferons « connaître le jugement qu'en porte M. Bazin lui-même. Après avoir « parlé de l'épilation appliquée au traitement de la mentagre der« mophytique, l'honorable médecin de l'hôpital St Louis ajoute : « l'épilation seule peut amener la guérison de certaines mentagres « dans lesquelles il existe peu où il n'existe point de cryptogames; « il est toujours plus sûr de recourir, après l'épilation, à la lotion « parasiticide. »

« Ainsi M. Bazin dirige contre des mentagres dans lesquelles

« il n'existe point de cryptogames le même traitement que contre
« des mentagres parasitaires à son point de vue, c'est à dire l'épila-
« tion et les lotions parasiticides. Nous devons demander ici quelle
« est l'action de l'épilation, et à quel titre surtout on recommande
« l'emploi d'une lotion parasiticide dans des cas de mentagre où l'on
« reconnaît d'avance qu'il n'existe point de cryptogames En cette
« circonstance, nous sommes bien autorisé à retourner contre
« M. Bazin le reproche qu'il adresse à ses prédécesseurs, à propos
« du traitement du favus par l'épilation, jointe aux lotions parasiti-
« cides, c'est que cette méthode de traitement ne s'appuie sur au-
« cune raison scientifique, et qu'il donnerait difficilement une expli-
« cation satisfaisante de la supériorité de l'épilation employée dans
« deux cas de mentagre de nature essentiellement différente. »

Je viens de faire la réponse tout à l'heure, et il m'est facile
de satisfaire M. Chausit sur ce point. Par l'épilation on enlève l'épine qui entretenait l'inflammation tuberculeuse, et
celle-ci disparaît bientôt. J'ai dit qu'il était toujours plus sûr
de faire suivre l'épilation d'une lotion parasiticide, parce
qu'il est impossible, dans un cas donné de sycosis parasitaire,
d'être certain qu'il n'y a plus du tout de cryptogames, et que
cette lotion n'a aucun inconvénient pour le malade.

Le rôle que j'attribue au poil altéré est attesté par ce que
l'on observe dans le sycosis arthritique ancien. Dans cette
affection, où il n'existe pas de parasites, mais où le microscope montre les éléments du poil dissociés et écartés par les
globules purulents, l'épilation, qui agit là également en faisant disparaître une cause d'irritation, est suivie d'un prompt
succès. Le fait a été constaté par M. Devergie, et vous êtes
à même de l'observer souvent dans mes salles.

« Il ne faut pas perdre de vue que, dans cette question du trai-
« tement de la mentagre par l'épilation, la plupart des parasito-
« philes n'entendent parler que des formes tuberculeuses. Pour
« eux, les formes pustuleuses du sycosis n'appartiennent plus à la
« mentagre; elles sont décrites comme des variétés d'impétigo,
« sous le nom d'impétigo sycosiforme et impétigo acuiforme. »

C'est une erreur ; j'admets parfaitement des mentagres pustuleuses, furonculaires et même phlegmoneuses de nature parasitaire. Vous pouvez vous en convaincre par ce passage de mes leçons sur les affections parasitaires, p. 176 : « L'inflammation est rarement limitée aux follicules pileux ; « elle s'étend aux aréoles voisines du derme ; aussi les pus- « tules sont-elles ordinairement accompagnées ou suivies « d'indurations profondes, de nodo-ités, de véritables tuber- « cules cutanés ou sous-cutanés qui, tantôt rares et isolés, « tantôt, nombreux et agglomérés sur d'étroites surfaces, « donnent aux parties malades un aspect inégal, mamelonné « tout particulier. Il est rare de ne pas trouver aussi quel- « ques furoncles au milieu des pustules et des tubercules. « Les indurations tuberculeuses disparaissent presque tou- « jours par résolution, surtout sous l'influence d'un traite- « ment convenable. Il en est autrement des pustules et des « furoncles qui s'ouvrent à l'extérieur, et sont assez souvent « le point de départ de petites végétations fongueuses qui « font saillie à la surface des téguments, entretenues d'ail- « leurs par les poils malades qui les entourent. »

J'ajouterai de plus que les impétigos sycosiforme et acniforme n'ont été admis que par les auteurs pour lesquels un seul genre ne saurait appartenir à plusieurs maladies.

« Nous nous proposons d'examiner sérieusement un travail sur le « traitement de la mentagre par l'épilation, dont la publication « prochaine est annoncée depuis 10 ans, et dans lequel on rap- « portera des observations de mentagres invétérées traitées sans « succès pendant de longues années, et guéries à l'instant même « par l'application du nouveau traitement. »

Je ne publie pas les faits qu'attend M. Chausit et que j'avais annoncés en 1853, parce qu'aujourd'hui, en 1864, ils sont devenus complétement inutiles et que tout le monde, excepté M. Chausit, est édifié sur les faits si nombreux de ma pratique civile et hospitalière.

VITILIGO.

« On a peine à comprendre que l'on ait sérieusement proposé
« l'épilation comme méthode rationnelle de traitement du vitiligo.
« Là, les surfaces malades sont complétement dénudées, et l'on se
« demande à quel titre un tel état morbide réclame l'intervention
« épilatoire de la pince. »

Les surfaces malades ne sont jamais complètement dénudées, à moins que l'affection ne soit arrivée à la troisième période, que la calvitie ne soit irrémédiable. Il y a toujours des
poils de duvet que l'on voit très-bien, en regardant à contre
jour, et ce sont ces poils qu'il faut épiler. Je ne vous dissi-
mulerai pas que l'épilation ne soit très-difficile ; mais elle est
cependant possible, et mes épileurs triomphent avec de la
patience et de l'habileté de ces difficultés. Du reste, à mesure que le traitement avance, cette opération devient de
plus en plus facile, parce que les poils repoussent plus forts
et plus résistants ; et ils finissent par ne plus présenter
aucune différence avec ceux des parties environnantes ;
c'est alors seulement qu'il faut cesser le traitement.

M. Chausit s'étonne de ce que j'aie dit que l'avulsion des
cheveux ou des poils devait s'étendre, dans un certain rayon
autour des plaques malades. Il se demande dans quelle limite
il faut pratiquer l'épilation, et s'épouvante à l'idée de s'en
rapporter à l'appréciation de l'épileur. L'épilation est un art
qui exige une grande expérience. Un épileur habile et intel-
ligent sait toujours apprécier le degré d'adhérence des poils
qu'il arrache ; c'est un signe qui ne le trompe pas, et lui
donne la mesure de ce qu'il doit épiler.

« On pourrait croire que, dans le vitiligo, les topiques dits pa-
« rasiticides doivent agir avec énergie et promptitude, puisque le
« poil ne s'oppose plus à leur pénétration dans le follicule où ils
« iraient détruire les derniers vestiges des parasites. Malheureu-
« sement l'expérience clinique démontre que la guérison peut se
« faire longtemps attendre. »

Dans le vitiligo, l'épilation ne se produit pas d'elle-même, comme le voudrait M. Chausit : il reste toujours dans le follicule la racine du poil qui est altérée et infiltrée de champignons. Du reste, le rapprochement des parois du conduit pilifère fait obstacle à la pénétration des liquides dans l'intérieur du follicule.

« Mais alors si la perte des cheveux est devenue irrémédiable,
« la coloration ne devrait pas persister, puisque le pigmentum
« n'est plus détruit et absorbé par le cryptogame, ni refoulé dans
« les parties environnantes. »

Aussi ne persiste-t-elle pas ; c'est ce que l'observation démontre. Aux deux faits que rapporte M. Chausit de pelades ayant guéri par la seule application de pommades aromatiques, je peux en opposer 15 ou 20 par année, soit dans ma pratique de la ville, soit dans ma pratique de l'hôpital, où la guérison est plus radicale.

En définitive, vous voyez, messieurs, à quoi se réduit la critique de M. Chausit, quand on l'examine de près. On n'y trouve que des sophismes plus ou moins captieux, des arguties qu'il voudrait ériger en arguments sérieux, et par dessus tout un parti pris de n'admettre aucune découverte que n'aurait pas faite M. Cazenave. Il me reste donc, après vous avoir fait voir l'inanité des bases du mémoire de M. Chausit, à vous dire les conclusions que je me crois en droit d'opposer aux siennes.

CONCLUSIONS.

1° « L'existence de parasites végétaux trouvant à la surface du
« corps de l'homme des conditions favorables à leur germination
« est un fait possible. »

C'est un fait irrécusable, rendu évident à la fois par l'examen microscopique, la chimie, l'anatomie pathologique et la clinique. La germination de ces végétaux parasites est favorisée par l'existence chez le sujet d'un terrain favorable

(scrofule pour le favus ; arthritis et dartre pour les teignes tonsurante et pelade, etc...)

2° « L'existence de parasites végétaux, comme cause essentielle
« et indispensable de certaines maladies de la peau, n'est pas un
« fait démontré dans l'état actuel de la science »

C'est la condition *sine quâ non* d'existence de certaines affections cutanées. Elle est démontrée, pour tous ceux qui examinent les faits avec impartialité, par la contagion qui se fait d'une manière évidente au moyen des spores cryptogamiques, et par la guérison de ces affections quand on a détruit le champignon qui les produisait : *Sublatâ causâ, tollitur effectus.*

3° « L'examen microscopique, les réactifs et analyses chimiques,
« l'anatomie pathologique ne prouvent pas la nature végétale de la
« matière faveuse, ni des autres corpuscules ovoïdes ou arrondis,
« comme des spores cryptogamiques. »

Ces moyens d'investigation ont montré, d'une part, la différence de la matière faveuse et des produits de nature animale, et d'une autre part, l'analogie de cette même matière avec les moisissures, dont la nature cryptogamique est incontestée. L'opinion qui nie la nature végétale des teignes n'a pour défenseurs que MM. Cazenave, Decaisne, Léveillé, Moquin-Tandon, Chausit.

4° « Ces recherches tendent à prouver que les matériaux de la
« production faveuse sont fournis par l'organisme, et que les au-
« tres corpuscules sont peut-être des modifications anormales d'un
« des éléments constitutifs des tissus altérés. »

Elles prouvent tout le contraire, les champignons des teignes n'ayant aucune analogie, même éloignée, avec les différents éléments anatomiques de nos tissus.

5° « Dans tous les cas, ces productions ne constituent pas le
« symptôme initial des maladies de peau dites parasitaires. »

Le cryptogame est toujours facile à démontrer dans les squames abondantes d'épiderme, que M. Chausit regarde lui-même comme le phénomène initial des affections parasitaires.

L'inoculation de la matière faveuse montre que le cryptogame est indispensable pour produire le favus.

6° « On les considère, à tort, comme les agents de la contagion, « puisqu'on les trouve avec les mêmes caractères, dans les maladies qui ne sont nullement contagieuses. »

L'achorion, le trichophyton, le microsporon Audouïni ne se retrouvent que dans les teignes. S'il existe des cryptogames dans d'autres affections, l'observation démontre qu'ils n'ont rien de constant, et ne jouent aucun rôle dans la production des symptômes. Ce sont des épiphénomènes.

L'inoculation des champignons des teignes prouve assez qu'ils sont les agents de la contagion.

7° « Même en admettant la nature végétale de ces productions, « les parasitophiles ne s'accordent pas sur le rôle qu'il convient de « leur attribuer dans la pathogénie des maladies de la peau. »

Tous les médecins qui ont étudié la question sans passion, ont admis, comme incontestable, la classe des affections parasitaires. Les prétendues divergences d'opinion, dont parle M. Chausit, ne portent que sur des points accessoires.

Ces divergences portent surtout sur l'acné varioliforme, que M. Chausit veut, à toute force, faire entrer dans la classe des affections parasitaires, quoique M. Hardy, qui croit avoir trouvé des spores végétales dans cette affection, ne l'ait point distraite du genre *acné*.

« Conséquemment :

« Dans l'état actuel de la dermatologie, il n'y a pas de maladie « de nature essentiellement parasitaire végétale, ni de thérapeu- « tique antiparasitaire. »

Cette conclusion erronée est le digne couronnement de l'œuvre de M. Chausit ; elle a contre elle l'observation de tous les médecins instruits, et la guérison aujourd'hui certaine et facile de maladies réputées, en 1850, très-graves, par M. Cazenave, *à cause de la ténacité avec laquelle elles déjouaient les efforts de la médecine.*

TABLE ANALYTIQUE DES MATIÈRES.

TROISIÈME LEÇON.

CINQUIÈME LEÇON.

SIXIÈME LEÇON.

SEPTIÈME LEÇON.

HUITIÈME LEÇON.

NEUVIÈME ET DIXIÈME LEÇONS.

(Suite du parasitisme et des parasitophiles).

TABLE ALPHABÉTIQUE

DES AUTEURS CITÉS ET DES MATIÈRES CONTENUES DANS CET OUVRAGE.

FIN.

[illegible]

[illegible]

[illegible]

[illegible]

[illegible]

[illegible]

[illegible]

[illegible]